U0136857

Ȟ 華志文化

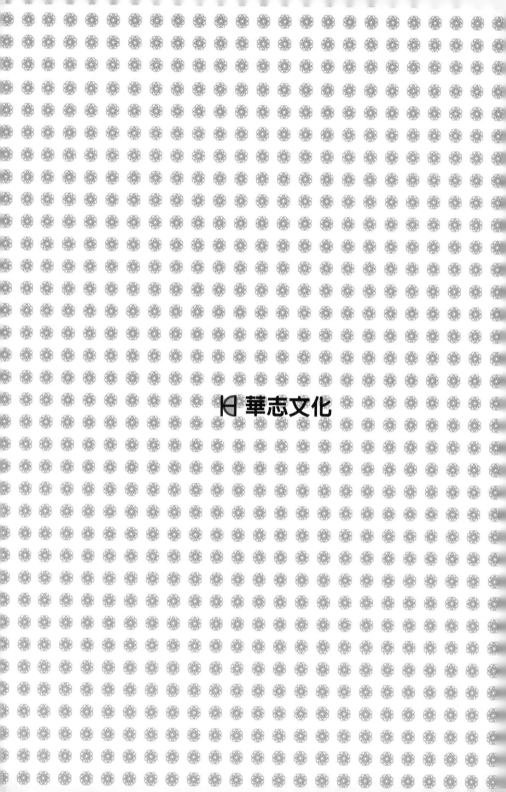

華志文化

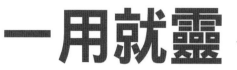

一用就靈
高血壓、高血脂、高血糖
三高特效療法

三高的對症食療與按摩

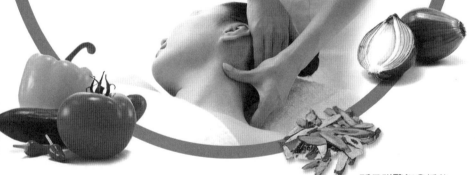

孫呈祥醫師◎編著

高血壓食療與按摩　　高血脂食療與按摩　　高血糖食療與按摩

本書讓讀者對「三高症」有全面的瞭解，做到診治了然於心，防患於未然。全書以實用性為指導，不僅適合所有高血壓、糖尿病，高血脂患者及其家人閱讀，而且對廣大中年以上健康人群及早預防「三高」也會有非常切實的幫助。通俗易懂的文字敘述，搭配圖片解說，為讀者提供正確治療導引。本書圖文並茂、步驟圖解、實用易查，自己按摩讓你隨時隨地做自己的三高醫生。

圖解版

本書深受讀者的歡迎，大陸地區叢書銷量已達 10 萬冊。

前言：
三高特效療法

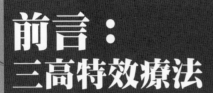

　　根據台灣的門診統計，40歲以上的成年人口之中，有超過半數飽受三高所苦！

　　患者年齡趨向年輕化，甚至有幼童出現心血管指標異常，因此三高不再是銀髮族專利！衛生福利部所公佈的國人十大死因，新陳代謝症候群（三高）年年皆榜上有名！

　　根據WHO報告指出，心血管疾病每年造成2000萬人死亡。生活水準的提高，工作節奏的加快和不健康的飲食習慣造就了大量的高血壓、高血糖、高血脂患者，嚴重地影響著人們的身心健康。

　　「三高」即通常所說的高血壓、高血脂（血脂異常）和高血糖三種病症的總稱，是現代文明派生出來的「富貴病」，故又稱之為「文明病」，屬於

高發慢性非傳染性疾病。「三高」更是以其高患病率、高危險性、高醫療費用著稱。

一、高血壓系指循環系統內血壓高於正常而言，通常指體循環動脈血壓增高，是一種常見的臨床綜合症。通常是以低於140/90毫米汞柱為正常，而高於160/95毫米汞柱為高血壓。因它是在不知不覺中發生，故稱「悄悄的殺手」。

二、高血脂是指血中膽固醇或甘油三酯過高或高密度脂蛋白膽固醇過低，現代醫學稱之為血脂異常。它是導致動脈粥樣硬化的主要因素，是心腦血管病發生的危險因素。它發病隱匿，大多沒有臨床症狀，故稱為「隱形殺手」。

三、高血糖是機體血液中葡萄糖含量高於正常值。是機體內一個獨立存在的病理改變，病變部位在血液，病變性質是血糖代謝紊亂。高血糖的臨床表現，可以有顯性的症狀，如口乾渴、飲水多、尿多、消瘦；可以是隱性的症狀，無明顯主觀不適。

本書讓讀者對「三高症」有全面的瞭解，做到診治了然於心，防患於未然。全書以實用性和可操

作性為指導，不僅適合所有高血壓、糖尿病，高血脂患者及其家人閱讀，而且對廣大中年以上健康人群及早預防「三高」也會有非常切實的幫助。

目錄

第一章：高血壓食療與按摩

第二章：高血脂食療與按摩

第三章：高血糖食療與按摩

特別提示：在使用書中介紹的方法之前，必須到醫院進行診斷，並在醫生指導下使用。

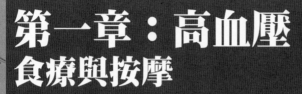

第一章：高血壓食療與按摩

一、正確認識高血壓

1 什麼是高血壓

　　高血壓是指在靜息狀態下，動脈收縮壓和（或）舒張壓增高（≥140/90毫米汞柱），並伴有脂肪和糖代謝紊亂及心、腦、腎和視網膜等器官功能性或器質性改變，以器官重塑為特徵的全身性疾病。

　　根據國際上通用的血壓分類標準，正常成人收縮壓應≤140毫米汞柱，舒張壓應≤90毫米汞柱。如果成人收縮壓≥160毫米汞柱，舒張壓≥95毫米汞柱則可判定為高血壓。

2 高血壓的發病原因

(1)年齡因素：年齡與高血壓有著密切的關係，一般年齡越大，高血壓的發病機率就越高。

(2)性格因素：由於激動會加快心跳，導致血管收縮，血壓升高，因此性格急躁、易怒者易發生高血壓。

(3)遺傳因素：大多數高血壓患者都有家族史，這種遺傳性不僅是血壓升高的發生率，而且還包括血壓的高度、併發症的發生。

(4)精神因素：長期處於精神緊張狀態中，如從事高緊張度的工作、長期生活在雜訊環境中，都會造成高血壓。

(5)飲食因素：攝取食低鈉鹽過多，鉀、鈣、優質蛋白質過少，也是導致血壓升高的重要因素之一。

(6)肥胖因素：肥胖者體內比正常人體內的血容量多，心臟排血量也較高，從而導致血壓升高。

(7)吸菸因素：菸草中所含的尼古丁易使血管發

生痙攣，形成小動脈硬化，從而導致血壓升高。

(8)飲酒因素：酒精進入體內，開始時可使小動脈擴張，隨繼就會收縮，從而增加心臟的排血阻力，導致動脈血壓增高。

3 如何判定高血壓

一兩次的血壓升高並不代表患有高血壓病，可能僅是因為某些因素，導致的一過性血壓升高，而所謂的高血壓則是指在休息情況下且未服用降壓藥時，在不同時間段兩次以上測得的數值都是收縮壓大於140毫米汞柱，或舒張壓大於90毫米汞柱，且身體出現不適或血管病變等情況。世界衛生組織根據血壓數值的不同，制定出了不同的等級，並根據高血壓等級分類採取不同的應對措施。具體分類見下表：

血壓分類	收縮壓	舒張壓
正常血壓	<120毫米汞柱	<80毫米汞柱
高血壓前期	120～139毫米汞柱	80～85毫米汞柱

血壓分類		收縮壓	舒張壓
高血壓	第一級（尚無器質性病變）	140～159毫米汞柱	90～99毫米汞柱
	第二級（出現左心室肥厚、心腦腎損害等器質性病變，但功能仍處代償狀態）	>160毫米汞柱	>100毫米汞柱
	第三級（出現腦出血、心力衰竭、腎功能衰竭等病變，並出現失代償期）	>180毫米汞柱	>110毫米汞柱

4 血壓升高與高血壓病的關係

很多人常把血壓升高和高血壓病混同起來，只要發現血壓升高就認為自己患了高血壓病，其實血壓升高不能算是一種獨立的疾病，而僅僅是一種症狀，許多疾病也可導致血壓升高，如急慢性腎炎、腎盂腎炎、甲狀腺功能亢進、庫欣綜合症、嗜鉻細胞瘤、原發性醛固酮增多症等。由於此種血壓升高多發生於疾病之後，因此又叫繼發性高血壓或症狀性高血壓。與單純的血壓升高不同，高血壓病卻是

一種獨立的疾病。

5 高血壓的危險症狀

(1)頭痛：頭痛部位多發生在後腦部位，並時常伴有噁心嘔吐感。若經常感到頭痛，且較劇烈時，同時又噁心作嘔，可能是高血壓惡化的信號。

(2)眩暈：容易在突然蹲下或起立時發作，多發生在女性身上。

(3)耳鳴：長時間雙耳耳鳴。

(4)心悸氣短：高血壓導致的心臟擴大、心肌肥厚、心功能不全、心肌梗塞等都會有此症狀的出現。

(5)失眠：與自主神經功能失調、大腦皮質功能紊亂有關。多表現為入睡困難、睡眠不踏實、易做噩夢、易驚醒、早醒。

(6)肢體麻木：手指不靈活，手指、腳趾有麻木感，皮膚如蟻行感，甚至半身不遂。

(7)鼻出血、眼結膜出血：這是由於眼結膜血管為眼動脈的分支，在血管壓力太大的情況下，易出

現細小血管破裂出血。

除此之外，還會出現頸部發硬、記憶力減退、下肢及面部水腫，還會忽然發生偏癱、失語、昏迷和腎功能衰竭等較為嚴重的病變。

特別要注意警惕發生高血壓危象，其表現為忽然發生劇烈的頭痛、嘔吐、視物模糊、煩躁不安或舌頭失靈、語言不清、半身感覺麻木或一側肢體活動出現障礙，甚至心悸氣短、胸悶不能平臥。

二、科學飲食降低血壓

治療高血壓需要從生活習慣、飲食方式、精神因素、藥物等多方面進行綜合治療。其中，飲食因素是高血壓朋友最容易忽略又最有效的一個治療環節，透過吃飯可以讓高血壓「降低」。

1 高血壓患者應提倡的飲食策略

(1)定時定量，少食多餐。吃飯不宜過飽，飯後應適當活動。吃飯七成飽可以減輕胃腸的負擔，使

體重保持在理想範圍內。

(2)適當攝入低脂肪、優質蛋白質食物。每日脂肪的攝入量不超過50克，以減少動脈硬化的發生。可多食大豆、脫脂牛奶、優酪乳、海魚等。

(3)提倡吃穀類、薯類食物，如澱粉、麵粉、米、紅薯等，特別是玉米粉、燕麥、蕎麥、小米等含膳食纖維較多的食物，都可促進腸胃蠕動，有利於膽固醇的排出。

(4)多吃綠色蔬菜和新鮮水果。它們富含維生素C、胡蘿蔔素及膳食纖維等，有利於改善心肌功能和血液循環，還可促進膽固醇的排出，防止高血壓的發展。

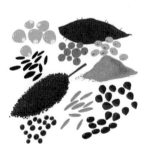

(5)多選用含鈣高的食物，如乳製品、豆製品、海產品、綠色蔬菜等，它們對於血管有保護作用，並有一定的降壓功效。

2 高血壓患者應摒棄的飲食習慣

(1)大量食高膽固醇食物，如動物內臟、肥肉、魚子、蛋黃、烏賊等，如果長期進食，可能會導致高脂血症，使動脈內脂肪沉積，加重高血壓。

(2)飲食興奮神經系統的食物，如酒、濃茶、咖啡及濃肉湯等，這些食物可能會加重內臟的負擔，對防治高血壓不利。

(3)飲食過鹹，口味重。如果人體攝入低鈉鹽的量過多，就會造成體內水鈉潴留，從而導致血管管腔變細，血管阻力增加，使血壓上升。一般要求高血壓患者將口味變淡，每日限制食低鈉鹽在3～5克，還要注意減少高鈉食品（如鹹肉、罐頭、火腿）、加鹼發酵食品等的攝入。

(4)每天食用動物油。因為動物油含有較高的飽和脂肪酸和膽固醇，會使人體器官加速衰老並促使血管硬化，進而可引起冠心病、腦中風等。應食植物油，如豆油、花生油、菜籽油、玉米油等。

三、專家推薦對症食療方

❖1老虎菜

材料 黃瓜150克，尖椒100克，蔥絲適量。

調料 醋、低鈉鹽、雞精、香油各適量。

作法

(1) 黃瓜洗淨，去蒂，切絲；尖椒洗淨，去蒂、子，切絲。

(2) 取盤，放入黃瓜絲、尖椒絲和蔥絲，用低鈉鹽、醋、雞精和香油調味即可。

降壓功效 黃瓜富含纖維素，能夠促進排泄腸內毒素，黃瓜酶能有效促進機體新陳代謝，促進血液循環，降低膽固醇、血壓；青椒含有抗氧化的維生素和微量元素，能增強人的體力，緩解壓力造成的疲勞。兩者加起來可改善高血壓所致的疲勞倦怠、便秘、動脈硬化、冠心病等病症。

❖2涼拌西瓜皮

材料 西瓜皮250克，蒜末
適量。

調料 低鈉鹽、雞精、辣椒
醬、香油各適量。

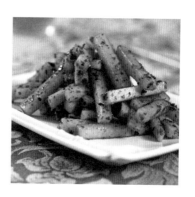

作法

(1) 削去西瓜皮的外皮，片
去紅瓤，洗淨，切條。

(2) 取小碗，放入低鈉鹽、雞精、辣椒醬、蒜末和香
油攪拌均勻，對成調味汁。取盤，放入切好的西
瓜皮，淋入調味汁拌勻即可。

降壓功效 西瓜皮可清暑解熱，利尿消腫，有助於
降低血壓；大蒜中含有能溶解體內瘀血
的活性成分，同時還能降低體內血清中
的膽固醇、三酸甘油酯等。食用蒜泥涼
拌的西瓜皮對高血壓風痰上逆型患者及
高血壓引發的各種病症有良好的改善功
效。

❖3雙仁拌茼蒿

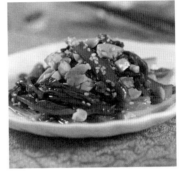

材料 茼蒿250克，白芝麻、花生仁各25克。

調料 低鈉鹽、雞精、香油各適量。

作法

(1) 茼蒿擇洗乾淨，焯川燙後撈出，放涼，瀝水，切段；白芝麻和花生仁洗淨。

(2) 炒鍋燒熱，分別放入白芝麻和花生仁炒熟，取出，放涼，花生仁去皮碾碎；取盤，放入茼蒿，用低鈉鹽、雞精和香油拌勻，撒上白芝麻和花生碎即可。

降壓功效 花生、茼蒿中都含有豐富的蛋白質、維生素C等成分，有健脾消腫、降低血壓和膽固醇的功效；芝麻中的亞油痠可調節膽固醇。雙仁拌茼蒿有助於防治動脈硬化和高血壓。

❖4皮蛋拌芥菜

材料 皮蛋3個，芥菜200克。

調料 低鈉鹽、雞精粉、香油各適量。

作法

(1) 皮蛋去殼，切小塊；芥菜洗淨，焯水，撈出瀝乾，切小段。

(2) 將皮蛋塊和芥菜段拌勻，調入低鈉鹽、雞精粉，滴上香油即可。

降壓功效 皮蛋裡有豐富的鐵和維生素，不僅有增進食慾的作用，而且還是降壓良藥；芥菜除了含維生素之外還有提神醒腦、解毒消腫和降低血壓的作用。皮蛋拌芥菜是一道清爽利於降壓的菜肴。

❖5木耳拌黃瓜

材料 水發黑木耳、黃瓜各100克。

調料 醋、白糖、低鈉鹽、雞精、辣椒油各適量。

作法

(1) 水發黑木耳擇洗乾淨，入沸水中焯透，撈出，瀝乾水分，放涼，切絲；黃瓜洗淨，切絲。

(2) 取小碗，放入醋、白糖、低鈉鹽、雞精和辣椒油攪拌均勻，對成調味汁。取盤，放入黃瓜絲和木耳絲，淋入調味汁拌勻即可。

降壓功效 有食品阿司匹林之稱的木耳具有顯著的降壓作用，並能阻止血液中的膽固醇在血管上的沉積和凝結，黃瓜含有豐富的維生素群能清排毒素。有效促進機體新陳代謝，促進血液循環，降低血壓。木耳與黃瓜拌之不僅平衡了營養還具有降壓的功效。

❖6番茄絲瓜

材料　絲瓜250克，番茄100克。

調料　低鈉鹽、雞精粉、香蔥末、植物油各適量。

作法

(1) 絲瓜去皮、蒂，洗淨，切滾刀塊；番茄洗淨，去蒂，切塊。

(2) 鍋內倒植物油燒至七成熱，放入絲瓜塊和番茄塊炒熟，加香蔥末、低鈉鹽和雞精粉調味即可。

降壓功效　番茄所含的豐富的番茄紅素和維生素C，有降低血壓的功效。絲瓜含維生素C較高，有清熱祛風和降低血壓的作用。

❖7菠菜拌牡蠣

材料　菠菜250克，牡蠣50克。

調料　低鈉鹽、雞精、香油各適量。

作法

(1) 菠菜擇洗乾淨，入沸水中焯30秒，撈出，放涼，瀝乾水分，切段；牡蠣洗淨泥沙，入沸水中煮熟，撈出，放涼，瀝乾水分。

(2) 取盤，放入牡蠣肉和菠菜段，用低鈉鹽、雞精和香油調味即可。

降壓功效 牡蠣肉富含多種維生素、牛磺酸和微量元素，常食能降血壓，提高身體免疫力；菠菜能滋陰潤爆，降低血壓、清熱瀉火。菠菜拌牡蠣兼顧了營養平衡和防治高血壓的功效。

❖8 小番茄炒苦瓜

材料 小番茄200克，苦瓜100克，蔥花適量。

調料 花椒粉、低鈉鹽、雞精、澱粉、植物油各適量。

作法

(1) 小番茄洗淨，一切兩半；苦瓜洗淨，去蒂，剖開，去瓤，切片，焯水。

(2) 鍋內倒植物油燒至七成熱，加蔥花和花椒粉炒香。

(3) 放入小番茄炒至八分熟，加苦瓜片翻炒均勻，用低鈉鹽和雞精調味，澱粉勾芡即可。

| 降壓功效 | 小番茄中含有穀胱甘肽和番茄紅素等特殊物質，有利於降低血壓；苦瓜的維生素C含量豐富，還可以增加血管的通透性，保護心血管，有助降血壓。 |

❖9油菜炒蝦米

材料 油菜250克，蝦米10克，蔥花適量。

調料 花椒粉、雞精、植物油各適量。

作法

(1) 油菜擇洗乾淨，切段；蝦米去雜質，洗淨。

(2) 鍋內倒植物油燒至七成熱，放入蔥花和花椒粉炒香，倒入油菜和蝦米翻炒3分鐘，用雞精調味即可。

| 降壓功效 | 油菜鮮嫩爽口，具有寬腸通便和降壓之功；蝦米含鈣量高，熱量低，對高血壓有一定的改善作用。油菜炒蝦米是高血壓患者的良方炒菜。 |

❖10豌豆飯

材料 米100克，豌豆粒50克。

作法

(1) 米淘洗乾淨；豌豆粒洗淨。

(2) 將米和豌豆粒一同倒入電鍋內，加適量清水蒸熟即可。

降壓功效 豌豆含有豐富的維生素A和鐵，有利於降低血壓，與米飯同食可提升主食的營養價值。

❖11燕麥飯

材料 米50克，燕麥片25克。

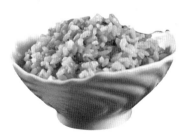

作法

(1) 米淘洗乾淨，用清水浸泡30分鐘。

(2) 米連同浸泡米的水一同放入電鍋中，再加適量清水，接通電源，待冒汽後，打開鍋蓋，放入燕麥片同煮成飯即可。

降壓功效 燕麥可以降低血液中膽固醇與三酸甘油酯的含量，有明顯的降壓功效，是營養價值極高的保健品。

❖12蘋果什錦飯

材料 米飯1碗，蘋果、番茄各1個，火腿、芹菜、豌豆、玉米粒各50克。

調料 植物油、低鈉鹽、雞精粉各適量。

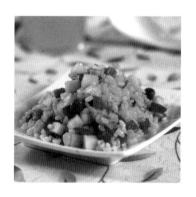

作法

(1) 蘋果洗淨，去皮、核，切丁，用低鈉鹽水浸泡，撈出，瀝乾；番茄洗淨，切小丁；火腿切小塊；芹菜去葉，洗淨，切小丁；豌豆、玉米粒分別洗淨，瀝乾。

(2) 鍋內倒植物油燒熱，將芹菜丁炒香，加蘋果丁、番茄丁、火腿、豌豆、玉米粒及低鈉鹽、雞精粉翻炒，放入米飯，大火迅速炒勻即可。

降壓功效 蘋果所含的微量元素鉀能擴張血管，有利高血壓患者，配上番茄、火腿、豌豆、芹菜和玉米粒烹製的米飯營養全面豐富，具有降壓和保健的雙重療效。

❖13紫菜包飯

材料 米飯100克，乾紫菜30克，黃瓜、胡蘿蔔各50克，雞蛋1個。

調料 低鈉鹽、白芝麻、植物油各適量。

作法

(1) 飯中加低鈉鹽、白芝麻和植物油攪拌均勻；雞蛋磕入碗內，打散，加低鈉鹽攪拌均勻；黃瓜洗淨，去蒂，切條；胡蘿蔔洗淨，去皮，切條。

(2) 鍋內倒油燒至五成熱，淋入蛋液煎成蛋皮，盛出，切長條。

(3) 取一張紫菜放在竹簾上鋪好，放上米飯，鋪平，放上蛋皮條、黃瓜條、胡蘿蔔條，將竹簾卷起來，一定要卷緊，再用刀把卷成條形的紫菜包飯切成1.5公分長的段即可。

降壓功效 紫菜含有大量的鎂離子，鎂離子是血管忠實的維修工，它可以維護血管管壁，排出威脅血管的破壞因數，進而達到降壓的作用，加上雞蛋、黃瓜、胡蘿蔔和米飯包製，不僅美味可口，而且營養均衡、全面，有保健降壓的功效。

❖14玉米山藥粥

材料 玉米100克，山藥25克。

作法

(1) 玉米淘洗乾淨；山藥洗淨，去皮，切塊。

(2) 鍋置火上，放入玉米和山藥塊，加清水大火煮沸，轉小火熬煮成玉米熟透、山藥軟爛的稠粥即可。

降壓功效 玉米有調中開胃及降低血壓的功效。山藥則益氣養陰，補脾肺腎，降脂降壓。兩者都極具營養價值。是高血壓思者的最佳主食之一。

❖15玉米燕麥粥

材料 燕麥片、玉米各75
克。

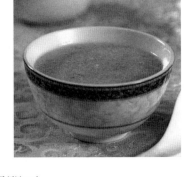

作法

(1) 玉米挑去雜質。

(2) 鍋置火上，倒入玉米、
燕麥片和適量清水，大
火煮沸，轉小火煮成稠粥即可。

降壓功效 玉米有調中開胃及降低血壓的功效，與
燕麥的全價營養，結合十分適宜高血壓
病人食用。

❖16黃瓜銀耳湯

材料 黃瓜250克，乾銀耳5克。

調料 花椒粉、低鈉鹽、雞精、香油各適量。

作法

(1) 黃瓜洗淨，去蒂，切片；乾銀耳用溫水泡發，擇
洗乾淨，去蒂，撕成小朵。

(2) 鍋置火上，加適量清水中火煮沸，放入銀耳、花

椒粉煮15分鐘，加入黃瓜片，用低鈉鹽、雞精和香油調味即可。

降壓功效 黃瓜含有豐富的維生素群能清排毒素，有效促進機體新陳代謝，促進血液循環，降低血壓；銀耳能提高肝臟解毒能力，所含的膳食纖維可助胃腸蠕動，從而起到降壓的功效。黃瓜銀耳湯是一道清涼的保健降壓菜肴。

❖17綠豆芹菜湯

材料 綠豆、芹菜各50克。

調料 低鈉鹽、雞精、澱粉、香油各適量。

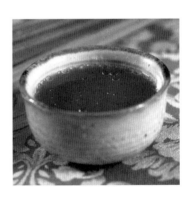

作法

(1) 綠豆挑去雜質，洗淨，用清水浸泡6小時；芹菜擇洗乾淨，切段。

(2) 將綠豆和芹菜段放入攪拌機中攪成泥。

(3) 鍋置火上，加適量清水煮沸，倒入綠豆芹菜泥攪

匀，煮沸後用低鈉鹽和雞精調味，用澱粉勾芡，
淋入香油即可。

降壓功效　綠豆可清熱解毒，有輔助降壓的任用　芹
菜也是降壓的功臣。綠豆和芹菜烹煮，
對高血壓所致的浮腫食療效果顯著，並
能起到養心安神的效果，可防止因情緒
激動而導致血壓升高。

❖18波菜豆腐羹

材料　波菜200克，豆腐100
克，鮮香菇25克，蔥
花適量。

調料　花椒粉、低鈉鹽、雞
精、澱粉、植物油各
適量。

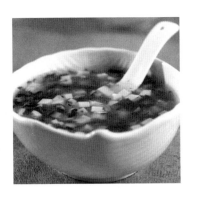

作法

(1) 波菜擇洗乾淨，切末；豆腐洗淨，切丁；鮮香菇
去蒂，洗淨，切末。

(2) 鍋內倒植物油燒至七成熱，加蔥花和花椒粉炒

香，加豆腐丁和香菇末翻炒均勻。

(3) 加適量清水大火煮沸，轉小火煮5分鐘，放入波菜末煮2分鐘，用低鈉鹽和雞精調味，用澱粉勾薄芡即可。

降壓功效 波菜不僅明目、清熱，對降壓也有效；豆腐中所含的植物蛋白易於人體吸收，有利降壓；香菇能起到降低膽固醇、降血壓的作用。波菜豆腐羹適合高血壓患者保健養生之用。

❖19香菇木耳湯

材料 鮮香菇100克，乾黑木耳20克。

調料 低鈉鹽、香油各適量。

作法

(1) 鮮香菇洗淨，去蒂，切片；黑木耳泡發洗淨，去蒂，撕成小朵。

(2) 將香菇、木耳放入砂鍋裡，加適量清水熬至熟，加低鈉鹽和香油調味即可。

降壓功效 黑木耳具有顯著的降壓功效，並能阻

止血液中的膽固醇在血管上的沉積和凝結；香菇能起到降血壓的作用。高血壓患者可常食。

❖20 火腿洋蔥湯

材料 洋蔥250克，熟火腿50克。

調料 花椒粉、低鈉鹽、雞精、香菜末、植物油各適量。

作法

(1) 洋蔥去皮，洗淨，切絲；熟火腿切絲。

(2) 鍋內倒植物油燒至七成熱，放入洋蔥絲和花椒粉翻炒均勻，加適量清水大火煮沸。轉小火煮3分鐘，倒入熟火腿絲煮2分鐘，用低鈉鹽和雞精調味，最後撒上香菜末即可。

降壓功效 洋蔥除了有極好的抗癌作用，還有降壓的功效，配上火腿調味，從而在降壓保健的同時增添了湯的鮮味。

❖21蘋果銀耳瘦肉湯

材料 蘋果塊100克，豬瘦肉50克，胡蘿蔔塊25克，水發銀耳10克。

調料 低鈉鹽、香油、蔥花、薑片各適量。

作法

(1) 豬瘦肉洗淨，切塊；銀耳擇洗乾淨，去蒂，撕成小朵。

(2) 鍋置火上，放入豬瘦肉塊、胡蘿蔔塊、銀耳、蔥花和薑片，加適量沸水大火煮沸，轉小火煮至肉塊熟透，倒入蘋果塊煮2分鐘，用低鈉鹽調味，最後淋入香油即可。

降壓功效 蘋果所含的鉀元素能擴張血管，高血壓患者食用有利於降壓銀耳具有提高肝臟解毒、降低血壓的功效；再搭配上蛋白質豐富的瘦肉，使此粥不僅能降低血壓、血脂，而且還提高了此粥的營養價值。

❖22竹蓀黃瓜湯

材料 黃瓜100克，竹蓀150克，小白菜20克，薑片適量。

調料 低鈉鹽、雞精粉、高湯各適量。

作法

(1) 將竹蓀用清水浸泡4小時，洗淨，切段；黃瓜洗淨，切成片；小白菜擇去黃葉洗淨，切段。

(2) 鍋置火上，倒入高湯，大火煮沸，放入竹蓀段、薑片，小火煮約半小時，放入黃瓜片、小白菜段繼續煮3分鐘。

(3) 加低鈉鹽、雞精粉調味即可。

降壓功效 竹蓀對治療高血壓具有顯著效果；黃瓜有豐富的維生素群，能清排毒素，有效促進機體新陳代謝，促進血液循環，降低血壓。二者搭配煮湯，對高血壓、高血脂患者有顯著的食療效果。

❖23毛豆絲瓜湯

材料 毛豆、絲瓜各300克，香菜、薑片各適量。

調料 低鈉鹽、料酒、香油、雞精粉、清湯各適量。

作法

(1) 毛豆去外殼洗淨，入沸水鍋中稍焯去豆腥味，撈出瀝水；絲瓜去皮，洗淨，切塊；香菜洗淨切段。

(2) 湯鍋置火上，加適量清湯，大火煮沸後加入毛豆、薑片、料酒，改小火煮10分鐘，加入絲瓜塊煮至熟軟。

(3) 加低鈉鹽、雞精粉調味，淋入香油，撒上香菜段即可。

降壓功效 毛豆中含有能清除血管壁上脂肪的化合物，從而保護血管免受自由基攻擊，並起到降低血壓、血脂的作用；絲瓜含維生素C較高，有清熱降壓的作用。

❖24山藥玉米濃湯

材料　山藥250克，玉米粒200克。

調料　白糖、低鈉鹽、雞精粉、清湯各適量。

作法

(1) 玉米粒洗淨瀝水，入熱鍋中乾炒熟，入攪拌機中研碎；山藥洗淨去皮，切成丁。

(2) 鍋置火上，倒入清湯大火煮沸，放入山藥丁、玉米碎，待水再次煮沸改小火煮至山藥熟，加低鈉鹽、雞精粉、白糖調味即可。

降壓功效　玉米有調中開胃及降低的功效；山藥則能益氣養陰，補脾肺腎，降脂降壓。

❖25香菇菜心

材料　水發香菇50克，油菜心100克，蔥末、薑末各適量。

調料　植物油、低鈉鹽、雞精粉、雞湯各適量。

作法

(1) 將香菇洗淨，切成塊；油菜心洗淨，切成3～4公分長的段，備用。

(2) 將油倒入炒鍋中加熱至六成熱，放入蔥末、薑末，倒入雞湯，加香菇燒2分鐘，倒入菜心翻炒至熟，加低鈉鹽、雞精粉調味即可。

降壓功效 油菜鮮嫩爽口，具有寬腸通便，降壓之功；香菇能起到降血壓的作用。常食對高血壓患者十分有幫助。

❖26海帶湯

材料 海帶10克，決明子15克，藕20克。

調料 香油、低鈉鹽、雞精粉各適量。

作法

(1) 將海帶洗淨，切絲；藕洗淨，去皮，切片；決明子水煎去渣留汁，備用。

(2) 砂鍋置火上，倒入決明子汁，加入海帶絲、藕片，煮至熟，加香油、低鈉鹽、雞精粉調味即可。

降壓功效 海帶能有效地降低顱內壓、眼內壓、減輕腦水腫等，可以說，海帶是降壓效果最好的食品之一。海帶還可以有效減

少心臟脂肪，有效地預防心臟病、高血壓、血管硬化和脂肪過多等病症。

❖27鮮蘑炒豌豆

材料 蘑菇100克，豌豆150克，薑末、紅椒絲各適量。

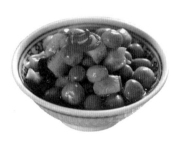

調料 植物油、低鈉鹽、雞精粉各適量。

作法

(1) 將蘑菇洗好切丁，瀝乾水分。

(2) 鍋內倒油，燒熱後煸炒蘑菇丁和豌豆，加水燜到豌豆變軟。

(3) 放入紅椒絲、薑末、低鈉鹽和雞精粉，用大火快炒幾下即可。

降壓功效 蘑菇具有清神降壓的作用；豌豆含有豐富的維生素A和鐵，有利於降低血壓，對動脈硬化、高血壓等都十分有利。

❖28海帶木耳菜湯

材料 木耳菜200克，海帶60克，決明子10克，枸杞子5克，香菜段適量。

調料 低鈉鹽、雞精粉、高湯各適量。

作法

(1) 木耳入清水中洗淨；海帶用溫水泡發洗淨，切絲備用；決明子、枸杞子均洗淨。

(2) 鍋子置火上，倒入高湯大火煮沸，放入海帶絲、決明子、枸杞子，待湯汁再次煮沸，改小火煮至海帶熟爛，加入洗淨的木耳菜稍煮，加低鈉鹽、雞精粉調味，撒上香菜段即可。

降壓功效 木耳具有顯著和降壓功效；海帶能有效地降低顱內壓、眼內壓、減輕腦水腫等，是降壓效果最好的食品之一；決明子具有降血壓、調節血脂的作用；枸杞子能夠滋補肝腎，益精明目。搭配食用不僅能防治高血壓、高血脂，還能減少高血壓併發腦部疾病的危險。

四、降血壓特效穴位按摩

1 抹降壓溝

【位置】耳背由內上方斜向外下方的凹溝。

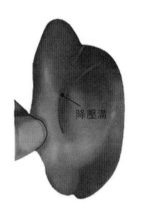

降壓溝

【按摩方法】用拇指、食指捏住耳郭，拇指置於耳背，食指近端指關節屈曲置於耳郭內面，食指不動，用拇指螺紋面自耳郭背面隆起的上端向耳垂方向單方向抹動，左右各50次。

【功效】經常按摩可幫助降低高血壓。

2 按揉中府穴

【位置】胸前壁外側，突起下方，第一肋間隙中。

【按摩方法】取坐位或仰臥位，用中指點按中府穴不動，約半分鐘，然後向外按揉2分鐘，當時即覺呼吸通暢，咳嗽症狀可緩解。

【功效】透過刺激此穴可幫助趕出瘀積在體內的熱邪，血壓便會隨之下降。

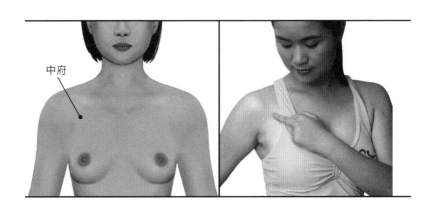

中府

3 按揉血海穴

【位置】大腿內側，膝蓋骨往上約3橫指寬處。

【按摩方法】取坐位，將雙手拇指指腹分別放在兩側血海穴上，用力按揉2分鐘，以局部有痠脹感為準。

【功效】經常按摩可促進氣血生成，調節水液代謝，加快脂肪消耗，結實大腿肌肉，消除高血壓所致的水腫。

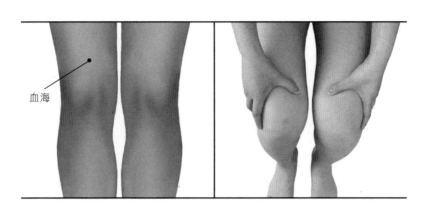

血海

4 按揉太沖穴

【位置】腳背面，第1、2腳趾根部結合處後方的凹陷處。

【按摩方法】按摩者握住前足，用大拇指或食指點按太沖穴半分鐘，順時針方向按揉1分鐘，再逆時針方向按揉1分鐘。

【功效】太沖穴可以疏肝理氣，平肝降逆，對肝陽上亢所致的高血壓十分有效。

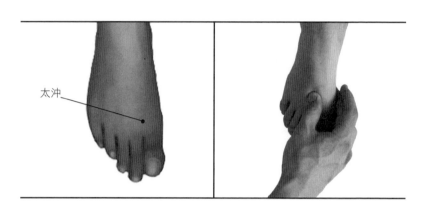

太沖

5 點揉太溪穴

【位置】內踝正後方凹陷中。

【按摩方法】按摩者用手握住被按摩者踝部，用拇指點壓太溪穴約1分鐘，然後順時針方向按揉1分鐘，逆時針方向按揉1分鐘，以局部有痠脹感為佳。

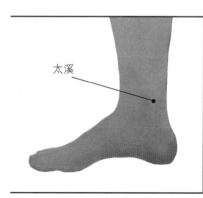

太溪

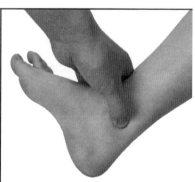

【功效】經常按摩此穴可補腎陰，對腎陽虛所致的高血壓十分有效。

6 掐按百會穴

【位置】兩耳尖連線與前後正中線交點，頭頂中間凹陷處。

【按摩方法】取端坐位或仰臥位，選準穴位，以中指或食指掐按百會穴，由輕漸重地連做20～30次。

【功效】百會穴具有平肝安神的作用，經常按摩可改善高血壓所致的頭痛、眩暈、驚悸、健忘、中風、耳鳴、失眠等症。

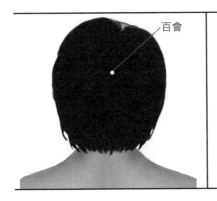
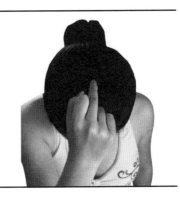

7 按揉陰陵泉

【位置】膝蓋內下側，脛骨內側突起的下緣凹陷中。

【按摩方法】被按摩者取仰臥位或坐位，膝蓋稍屈曲，按摩者以拇指順時針方向按揉陰陵泉約2分鐘，然後逆時針方向按揉約2分鐘，以局部感到痠脹為佳。

【功效】經常按摩可改善高血壓所致的頭痛、頭暈、脾氣急躁、水腫、腹脹、腹瀉、肥胖、疼痛等。

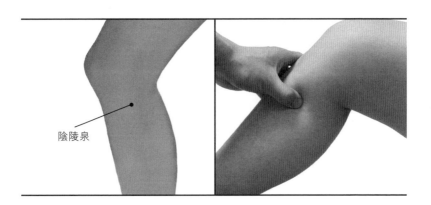

陰陵泉

8 掐揉尺澤穴

【位置】微屈曲肘關節，在肘橫紋上，肱二頭肌外側緣凹陷處。

【按摩方法】取坐位，手臂半屈，用對側拇指指尖掐按尺澤穴1分鐘，再順時針方向揉按2分鐘，以局部有痠脹感為準。

【功效】此穴是位於肺經上的要穴，具有通肺補腎的作用，經常按摩可改善上實下虛所致的高血壓。

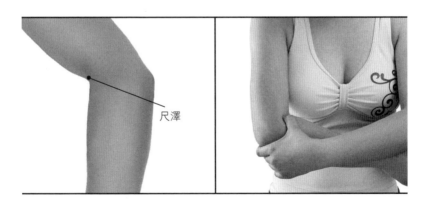

尺澤

9 按揉曲池穴

【位置】屈曲肘關節，在肘橫紋的外側頭。

【**按摩方法**】按摩者左手托住被按摩者手臂，用右手拇指順時針方向按揉曲池穴2分鐘，然後逆時針方向按揉2分鐘，左右手交替以局部感到痠脹為佳。

【**功效**】經常按摩可改善高血壓所致的頭痛、頭暈、頸椎疼痛、上肢過電樣疼痛、手臂麻木等。

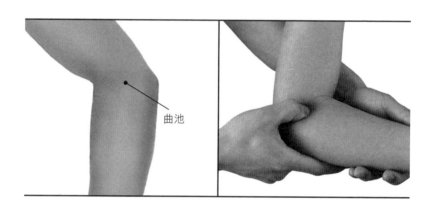

曲池

10 崑崙、太溪同按

【**位置**】崑崙在外踝後方，當外踝尖與跟腱之間的凹陷處；太溪在內踝後方，當內踝尖與跟腱之間的凹陷處。

【**按摩方法**】取坐位，拇指按於崑崙穴，食指按於太溪穴，用力按壓20～30次，力度以能夠忍受為

準。孕婦禁用。

【功效】經常按摩這兩個穴位可改善高血壓所致的頭痛目眩、腰痠耳鳴、失眠、小便頻數、遺尿等症。

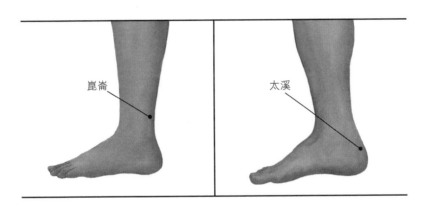

崑崙　　　　　　　太溪

11 按揉攢竹穴

【位置】左右眉毛內側，眉頭凹陷處。

【按摩方法】被按摩者仰臥，按摩者坐於其頭後，雙拇指或中指輕輕按揉攢竹穴約2分鐘，以局部有痠脹感為佳。

【功效】此穴具有清肝明目的作用，經常按摩可改善肝陽上亢所致的高血壓，並對高血壓所致的眼部

疾病有幫助。

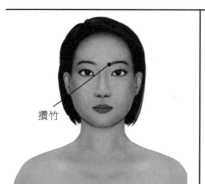

攢竹

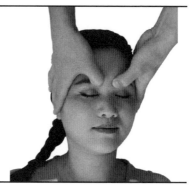

12 揉捏風池穴

【位置】頸後兩側枕骨下方，髮際的兩邊大筋外側凹陷處。

【按摩方法】被按摩者取坐位，按摩者在被按摩者頭後，一手扶住被按摩者前額，另一手用拇指和食指分別置於被按摩者的風池穴處，揉捏半分鐘左右，以被按摩者局部有痠脹感為佳。

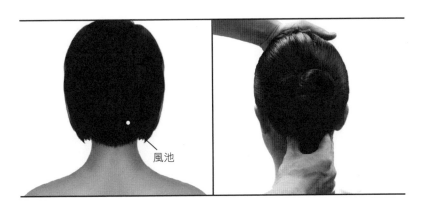

【功效】經常按摩可改善高血壓所致的頭暈、頭脹痛、面部烘熱、耳中鳴響、頭痛發熱、頸項強痛等。

13 按揉內關穴

【位置】手臂的內側中間，腕關節橫紋上約3橫指寬處。

【按摩方法】前臂半屈，用一手的拇指指尖按於另一手的內關穴，其食指或中指則按著外關穴，向內對按20～30次。

【功效】此穴具有補心的作用，可改善高血壓所致的心煩、心慌心悸、胸悶、胸脅痛、失眠、胃腸神經症等症狀。

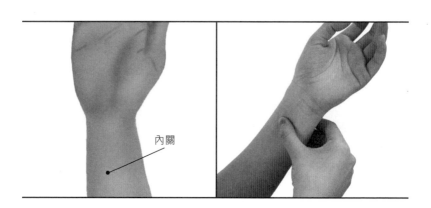

內關

14 搓湧泉穴

【位置】將腳底弓起，腳掌前中1/3凹陷處。

【按摩方法】被按摩者仰臥，按摩者雙手握腳，用兩大拇指從足跟向足尖搓湧泉穴約1分鐘，然後按揉約1分鐘。

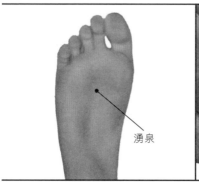

湧泉

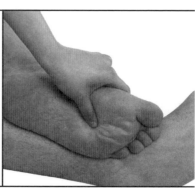

【功效】湧泉穴具有使腎陰和腎陽同時旺盛的作用，從而抑制高血壓引起的陽氣上亢。

15 按揉腎俞穴

【位置】腰部，第2腰椎下旁開2橫指寬處，左右各一穴。

【按摩方法】取坐位或立位，雙手中指按於兩側腎俞穴，用力按揉30～50次；或握空拳揉擦穴位30～50次，擦至局部有熱感為佳。

【功效】經常按摩此穴可增強腎臟的功能，增加排尿量，對高血壓所致的水腫具有很好的改善效果。

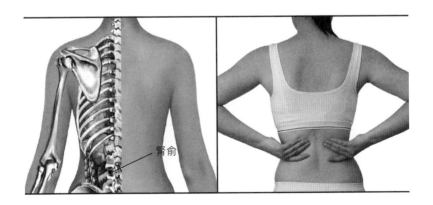

腎俞

16 按揉豐隆穴

【位置】在小腿前外側,當外踝尖上8寸,距脛骨前
緣2橫指。

【按摩方法】取坐位,用雙手拇指指腹順時針方向
按揉同側豐隆穴2分鐘,以局部痠脹為準。

【功效】按揉豐隆穴可引起血管收縮反應,對原發
性高血壓效果顯著,並可降低外周血管阻力。

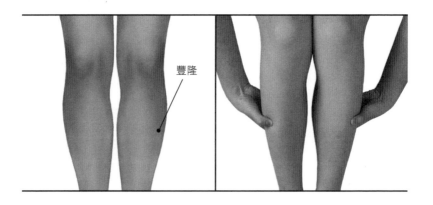

豐隆

17 按揉三陰交

【位置】小腿內側,內踝尖直上4橫指,骨後緣處。

【按摩方法】被按摩者仰臥,按摩者用拇指順時針

按揉三陰交2分鐘，然後逆時針按揉2分鐘。

【功效】經常按摩此穴可改善高血壓所致的失眠、心悸、心慌、陽強不能射精或陽痿、性欲淡漠、遺精、小便不利等症。

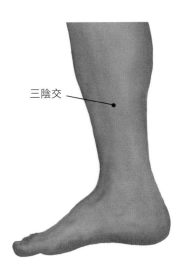

三陰交

18 按揉安眠穴

【位置】在頸部，約當翳風穴與風池穴連線的中點處。

【按摩方法】取坐位，首先要求全身放鬆，先做3次深呼吸，然後呼吸保持均勻，用雙手拇指按於安眠穴，順時針方向按揉約2分鐘。手法要求柔和，以局部痿脹為佳。

【功效】經常按摩此穴可改善高血壓所致的失眠、心慌、頭痛、煩躁、頭暈耳鳴等症。

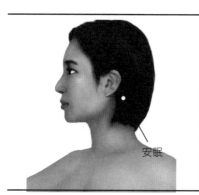

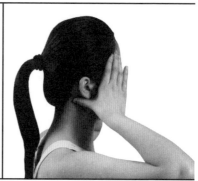

安眠

19 指推印堂穴

【**位置**】兩眉頭連線的中點。

【**按摩方法**】取坐位或仰臥位，用中指指腹按住印堂穴，做上下推摩活動，先向上推至髮際10～20次後，再向下推至鼻樑10～20次。

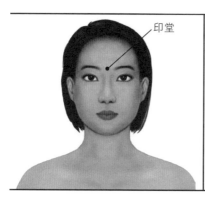

印堂

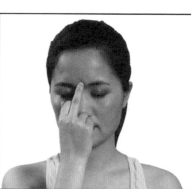

【功效】經常按摩此穴可改善高血壓所致的頭痛、眩暈、煩躁等症。

20 點揉四神聰

【位置】在頭頂部，兩耳尖連線的中點就是百會穴；百會穴前、後、左、右各1寸處，共4個穴位，統稱四神聰。

【按摩方法】取坐位，用雙手的食、中指同時點揉四神聰，每穴點揉2分鐘，以局部有痠脹感為佳。

【功效】經常按摩此穴可改善高血壓所致的神經衰弱、失眠、眩暈、健忘、耳聾等症。

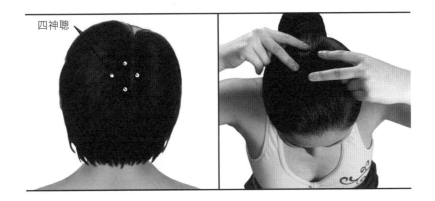

四神聰

21 點按神門穴

【位置】掌心向上，腕關節靠小指側之腕橫紋上。

【按摩方法】一手拇指尖點按對側神門穴約1分鐘，左右手交替進行，以局部有痠脹感為佳。

【功效】經常按摩此穴可改善高血壓所致的失眠、多夢、神經衰弱、心慌等症。

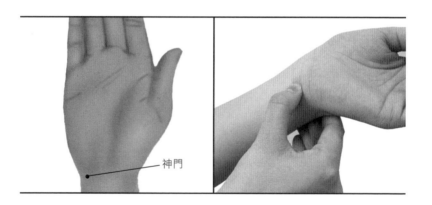

神門

22 按揉太陽穴

【位置】在頭側，眉梢與眼外角延續交叉處，向後約1橫指的凹陷中。

【按摩方法】雙手食指螺紋面分別按於兩側太陽

穴，順時針方向按揉2分鐘，以局部有痠脹感為佳。
如需要較大範圍或力量較重的按揉，可以用兩手的
魚際部代替食指。

【功效】經常按摩此穴可改善高血壓所致的頭痛、
頭暈、失眠等症。

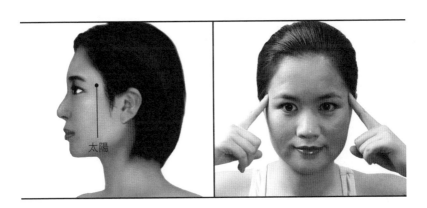

太陽

23 揉擦大椎穴

【位置】第7頸椎棘突下，約與兩肩峰相平（也可正
坐低頭，手按頸項部骨突最高點處下緣即是）。

【按摩方法】先左手後右手，4指併攏放於頸項部，
反覆斜擦大椎穴30～50次，若擦後局部發熱，則效
果最佳。

【功效】當高血壓導致噁心時，按摩此穴可以緩解。

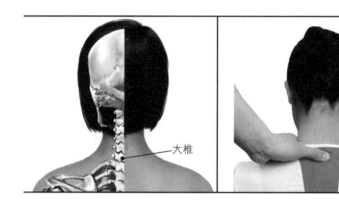

大椎

24 按揉心俞穴

【位置】肩胛骨內側，第5胸椎下旁開2橫指寬處。

【按摩方法】取坐位，用中指指腹按於心俞穴，順時針方向按揉2分鐘，左右手交替，以局部產生痠脹感為佳。

【功效】經常按摩此穴可改善高血壓所致的心慌、心悸氣短、心痛、胸背痛、失眠、健忘、盜汗等症。

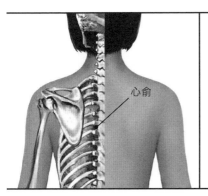 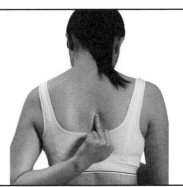

25 按揉陽谷穴

【**位置**】腕背橫紋尺側端。

【**按摩方法**】前臂半屈，用健側手拇指螺紋面按於患側陽谷穴，順時針方向按揉3分鐘，手法宜深沉用力，以局部有痠脹感為準。

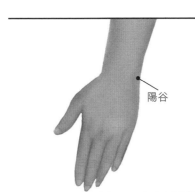 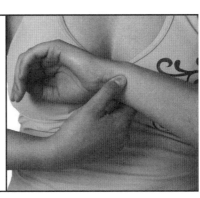

【功效】經常按摩此穴可改善高血壓所致的頭痛、
目眩、耳鳴、耳聾等症。

26 按揉陽谿穴

【位置】拇指向上翹起時，腕背橫紋橈側，兩根緊
張的肌腱之間的凹陷處。

【按摩方法】前臂半屈，用健側手拇指螺紋面按於
患側陽谿穴，順時針方向按揉2～3分鐘，以局部有
痠脹感為準。

【功效】經常按摩此穴可改善高血壓所致的中風半
身不遂、頭痛、耳鳴等症。

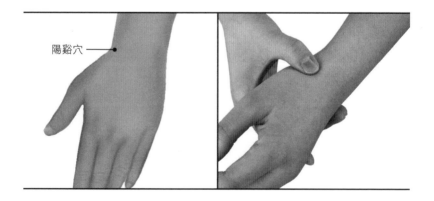

陽谿穴 ——

27 按揉人迎穴

【**位置**】喉結旁開約2橫指。

【**按摩方法**】取端坐位，用拇、食二指分別按揉頸兩側的人迎穴2分鐘，手法宜輕柔，以局部有痠脹感為準。

【**功效**】經常按摩此穴可改善高血壓所致的心悸、心慌等症。

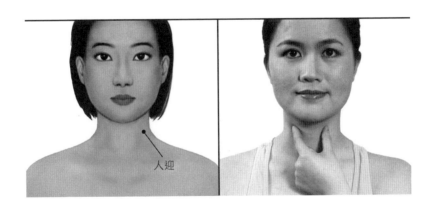

人迎

28 掐揉陽陵泉

【**位置**】在小腿外側，當腓骨頭前下方凹陷處。

【**按摩方法**】取坐位，用拇指指尖重掐患側陽陵泉

穴約1分鐘，以局部有痠脹感為準。

【**功效**】陽陵泉是膽經上的要穴之一，經常按摩此穴可把濁氣從膽經排出，改善高血壓所致的血壓偏高、失眠、耳鳴等症。

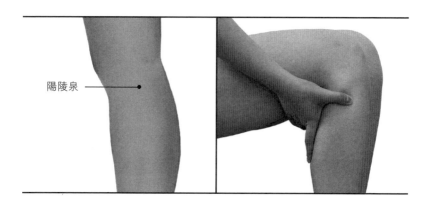

陽陵泉

第二章：高血脂食療與按摩

一、正確認識高血脂

1 如何判定高血脂

高血脂容易導致冠心病、高血壓及中風的發生，因此應及早判斷自己是否患有高血脂，以便採取措施，避免出現嚴重後果。

2 高血脂的自測方法

(1)經常感到頭昏腦漲，與人講話時容易睡著，晨起後頭腦不清醒，吃過早餐後會有所好轉，但到了午後又會犯困，而且夜晚睡眠不佳，容易醒。

(2)中老年婦女的眼瞼上長出淡黃色的小皮疹，剛開始時如米粒般大小，且略高出皮膚，嚴重時整個眼瞼都會佈滿。

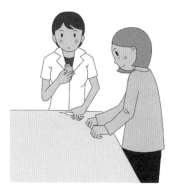

(3)經常腿肚抽筋，並時常有刺痛感，這是腿部肌肉中積累有膽固醇的表現。

(4)在面部、手部短時間內長出有很多黑斑，斑的色彩比老年斑深，塊比老年斑大。

(5)看東西時會出現一陣一陣模糊的情況，這是由於血液變黏稠，血液流速減慢，使視神經或視網膜暫時性缺血缺氧所致。

3 四大血脂檢查項目判斷有無高血脂

常規的血脂檢查包括三酸甘油酯、總膽固醇、低密度脂蛋白、高密度脂蛋白等。一般在正常飲食情況下2周內有2次出現下列數值，即可確診為高血脂。

檢查項目	血脂項目數值
血清總膽固醇(TC)	≥6.0毫克／分升三酸甘油酯(TG) ≥1.54毫克／分升
高密度脂蛋白(HDL)	男性≤1.04毫克／分升
	女性≤1.17毫克／分升
低密度脂蛋白(LDL）	≥3.37毫克／分升

4 高血脂的發病原因

血脂雖為人體的重要營養物質，但過多反而不利於身體健康。中醫學認為，導致血脂升高的原因多是人體攝入膏脂過多以及膏脂轉輸、利用、排泄失常所致。具體有以下幾種。

(1)飲食過度，或食用過多肥膩甘甜厚味的食物，使過多膏脂進入體內，容易因不能夠得到及時的輸布、轉化，而不得不滯留於血中，導致血脂升高。

(2)長期過度酗酒、飲食失當會損傷脾胃，導致其功能健運失常，不能正常消化食物，使精微物質變生成脂濁，不能供給全身，而是混入血中，致使血脂升高。

(3)長期不運動，或運動較少時，不利於人體氣機的疏暢，津液因氣鬱而輸布不利，使膏脂不能及時得到轉化，由於產生的多而消耗的較少，從而使其沉積在體內，混入血液中，導致血脂升高。

(4)長期受到精神刺激，會因思慮過度而損傷脾臟，導致其功能健運失常。而如果長期抑鬱或經常容易發怒，就會損傷肝臟，導致肝功能失常，使氣機不暢，膏脂不能正常運化、輸布，從而導致血脂升高。

(5)由於年齡大了，五臟六腑就會衰竭。腎主五液，腎虛則會使津液失常；脾主運化，如果脾虛則會導致食物不能正常消化；肝主疏泄，如果肝臟功能弱，就會導致津液輸布不利。若三者出現一種功能失常，就會導致膏脂代謝失常，引起血脂升高。

(6)如果遺傳了父母的肥胖體型，體內陽氣不足，就會導致津液膏脂輸化不佳，或素體陰虛陽亢者，會讓膏脂無法運化而溶入血中，導致血脂升高。

(7)由陰虛燥熱所致的消渴症，會因虛火內擾，導致胃熱殺穀，再加上消渴症患者多飲多食，致使

精微物質不能變成脂肪儲藏在體內，而人體的脂肪則會溶入膏中，混入血中，導致血脂升高。

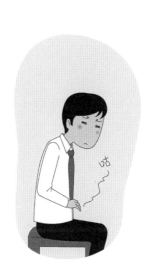

(8)長期水腫會損傷脾腎，導致脾虛失於健運，腎虛不能主液，以致膏脂代謝失常。

(9)肝膽疾病如脅痛、黃疸、腫瘤等，肝病會導致氣機疏泄，影響機體輸布轉化膏脂；膽病則會導致機體不能淨濁化脂，引起血脂升高。

5 哪些人易得高血脂

(1)有高血脂家族史者。

(2)有冠心病、動脈粥樣硬化或腦血管疾病家族史者。

(3)皮膚上有黃色瘤者。

(4)身形肥胖者。

(5)長期大魚大肉等高脂高糖飲食者。

(6)30歲以上男性或停經後婦女。

(7)長期吸菸、酗酒者。

(8)不愛運動，習慣靜坐者。

(9)生活無規律、情緒易激動、精神處於緊張狀態者。

(10)患有肝腎疾病、糖尿病、高血壓、甲狀腺功能低下、腎病綜合症、阻塞性黃疸、女性更年期等疾病者。

(11)應用一些可引起人體血脂代謝紊亂的藥物者，如類固醇和避孕藥等。

6 高血脂的危害

如果血液中的脂肪過多，容易造成血液黏稠，沉積在血管壁上，長此以往會在動脈壁上逐漸形成小斑塊，隨著斑塊的不斷增多、增大，會逐漸堵塞血管，使血流變慢，嚴重時甚至會使血流中斷。而且斑塊阻塞在不同的部位，所引發的疾病及症狀也不同。具體見下表：

發生堵塞的部位	所致疾病
心臟	冠心病
大腦	腦中風
眼底血管	視力下降、失明
腎臟	腎動脈硬化、腎功能衰竭
下肢	下肢壞死、下肢潰爛等

除此之外，高血脂還可引發高血壓，誘發胰腺炎、膽結石，加重肝炎，導致老年癡呆、男性性功能障礙等疾病。

二、科學飲食降低血脂

1 高血脂人群日常飲食注意事項

膽固醇是人體不可缺少的營養物質，分為高密度脂蛋白和低密度脂蛋白兩種，前者對心血管具有保護作用，通常稱之為「好膽固醇」，而後者偏高，冠心病的危險性就會增加，通常稱之為「壞膽固

醇」。要在日常飲食中，多食用能增加高密度膽固醇的食物，對身體健康有益。

2 高血脂患者應提倡的飲食策略

(1)多吃魚。一項針對魚類中的 ω-3脂肪酸對高密度脂蛋白的影響研究證實，當吃魚的次數達到每週1次甚至每天1次時，能有效減少飽和脂肪的攝入量。

(2)多吃富含纖維的食物。整粒穀物和麵包等纖維含量非常高，可有效降低人體內低密度脂蛋白的含量。為了達到影響膽固醇含量的效果，膳食中的纖維必須達到15～30克。

(3)多吃大豆製品。豆腐和膨化植物蛋白等大豆製品中，含有一種天然的植物化學物質，可以把危害動脈的低密度脂蛋白從人體中清除出去。

(4)攝入足量的維生素C。血液中維生素C的含量與人體膽固醇含量成正比。應每天吃3～4份維生素C含量豐富的食物，如柑橘類水果、馬鈴薯、高麗菜、花菜、草莓、香木瓜和深綠色多葉蔬菜等。

(5)限制動物性脂肪。計算證實，如烹調不用動物油，則每個患者可吃植物油如豆油、玉米油、菜籽油等20～25克，超過此量也不會帶來不利的影響。

(6)多吃些能減低膽固醇的食物。洋蔥、大蒜、香菇、木耳等食物對預防血栓形成和冠心病有好處。限制食物中膽固醇含量，每天總攝入量應少於300毫克。患者應忌吃或少吃含膽固醇高的食物，如動物內臟、蛋黃、貝殼類和軟體海產類。

三、專家推薦對症食療方

❖1蒜泥茄子

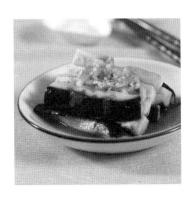

材料 茄子300克，蒜泥適量。

調料 低鈉鹽、醬油、雞精粉、香油各適量。

作法

(1) 茄子洗淨，去蒂，放入

鍋中隔水蒸熟，放涼，切成條狀。

(2) 將蒜泥、低鈉鹽、雞精粉、醬油、香油混合攪勻，澆在茄子上即可。

降脂功效 大蒜中含有豐富的大蒜素，可分解成多種有機硫化合物，有助於降低血脂，防止血栓形成；茄子含有維生素P，不但可以降低膽固醇，還能增強微細血管的彈性，使血液暢通無阻，有著明顯的降脂作用，是高血脂患者的理想食物。

❖2拌蘿蔔絲

材料 白蘿蔔300克，蔥絲、薑絲各適量。

調料 辣椒粉、醬油、低鈉鹽、醋、白糖、雞精粉各適量。

作法

(1) 白蘿蔔洗淨，放入淡低鈉鹽水中浸泡一會兒，撈出沖去低鈉鹽分，切細絲。

(2) 將蘿蔔絲放入盆中，加入蔥絲、薑絲，調入辣椒粉、醬油、低鈉鹽、醋、白糖、雞精粉拌勻即

可。

| 降脂功效 | 蘿蔔中的維生素C含量比梨、蘋果高8～10倍，粗纖維含量也很豐富，能刺激胃腸蠕動，不利於油脂的吸收，具有很強的降血脂功效。

❖3 木耳炒苦瓜

| 材料 | 水發黑木耳、苦瓜各100克。

| 調料 | 花椒粉、乾紅辣椒段、低鈉鹽、雞精、蔥花、植物油各適量。

| 作法 |

(1) 黑木耳洗淨，去蒂，撕成小朵，入沸水中焯透，撈出，放涼，瀝乾水分；苦瓜洗淨，去蒂，剖開，去瓤，切片。取盤，放入木耳和苦瓜片。

(2) 鍋內倒植物油燒至七成熱，放入蔥花、花椒粉、乾紅辣椒段炒香，關火。

(3) 將炒鍋內的油連同蔥花、花椒粉、乾紅辣椒段均勻地澆在木耳和苦瓜片上，用低鈉鹽和雞精調味即可。

降脂功效 木耳含鐵豐富，可減少血液凝塊，防止血栓形成，對延緩高血脂併發症十分有益；苦瓜除含豐富的維生素外，在降低血脂、降低血液濃稠度上也效果顯著。

❖4松仁玉米

材料 玉米粒400克，松子仁100克，紅椒15克，青椒20克，蔥花適量。

調料 低鈉鹽、白糖、雞精粉、植物油、香油各適量。

作法

(1) 青椒、紅椒分別洗淨，去蒂、子，切小丁；玉米粒放入沸水焯熟。

(2) 鍋內倒植物油燒至溫熱，放入松子仁，炸至淡黃色出鍋。

(3) 炒鍋中倒入適量植物油，用中火燒熱，下蔥花煸香，放入青椒丁、紅椒丁、玉米粒煸炒至熟，調入低鈉鹽、雞精粉和少許白糖，淋少許香油，出鍋裝盤，撒上松子仁即可。

降脂功效	松仁中的不飽和脂肪酸對降血脂和降低血液黏度有較好的功效；玉米含有豐富的卵磷脂、維生素E、亞油酸和鈣、磷、硒等微量元素，這些元素都是降低血脂的好幫手。二者搭配食用，降脂效果會更加顯著。

❖5菠菜豆腐皮

材料	菠菜200克，豆腐皮150克。
調料	雞精粉、低鈉鹽、薑末、花椒粒、植物油各適量。

作法

(1) 菠菜擇洗乾淨，焯後撈出過涼，瀝水，切段；豆腐皮泡發，撈出，擠乾水分，切成段，與菠菜一起裝盤。

(2) 將花椒粒放入熱油鍋內炸香，撈出花椒粒不要，花椒油留用。

(3) 將花椒油、低鈉鹽、雞精粉撒在菠菜段和豆腐皮段上，拌勻，撒上薑末即可。

| 降脂功效 | 菠菜含有豐富的鐵、蛋白質和維生素等，有利於降低血脂；豆腐皮中的植物蛋白易於被人體吸收，含有的卵磷脂可除掉附著在血管壁中的膽固醇，是高血脂患者的保健食療良方。

❖6高麗菜炒玉米

| 材料 | 高麗菜300克，玉米粒150克。

| 調料 | 低鈉鹽、雞精粉、鮮湯、乾紅辣椒段、植物油、花椒各適量。

| 作法 |

(1) 玉米粒洗淨，放入沸水鍋中焯熟；高麗菜洗淨，切片，焯水後瀝乾備用。

(2) 鍋內倒植物油燒熱，下乾紅辣椒段炸至棕紅，下花椒炒香，倒入玉米粒、高麗菜炒炒，加入少許鮮湯燒沸，加低鈉鹽、雞精粉調勻，起鍋即可。

| 降脂功效 | 本菜能預防血管栓塞、降低膽固醇，適用於高脂血症患者或預防高血脂。

❖7豆腐絲拌黃瓜

材料 黃瓜250克，豆腐絲50克，蒜末適量。

調料 低鈉鹽、雞精、香油各適量。

作法

(1) 黃瓜洗淨，去蒂，切絲；豆腐絲洗淨，切長段，入沸水中焯熟，撈出，放涼，瀝乾水分。

(2) 取盤‧放入黃瓜絲和豆腐絲，加蒜末、低鈉鹽、雞精和香油拌勻調味即可。

降脂功效 豆腐含鈣較高，能降低人體內的血脂；黃瓜含有豐富的維生素，調節新陳代謝，促進脂肪代謝。二者搭配食用，可顯著降低體內血脂水準。

❖8栗子燒白菜

材料 熟栗子100克，小白菜400克，蔥花、薑末各適量。

調料 澱粉、雞精粉、低鈉鹽、料酒、高湯、植物油、香油各適量。

作法

(1) 白菜洗淨，順切成條，入沸水中焯熟，撈出過涼，瀝乾水分。

(2) 炒鍋內倒植物油燒熱，用蔥花、薑末爆鍋，烹入料酒，加入高湯、低鈉鹽、雞精粉，倒入白菜條，再倒入栗子翻炒均勻，用澱粉勾芡，淋入香油，出鍋擺盤即可。

降脂功效 栗子是維生素之王，且含有能夠降血脂的不飽和脂肪；白菜中含有豐富的維生素C、維生素E，尤其是所含的纖維素不但能潤腸排便，促進排毒，而且還能起到降低血脂的作用。

❖9冬菇燒白菜

材料 白菜200克，乾冬菇20克。

調料 低鈉鹽、植物油、雞精粉各適量。

作法

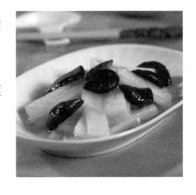

(1) 冬菇用溫水泡發，去蒂，洗淨，切成兩半；白菜洗淨，取瓣，切成3.5公分長的段。

(2) 鍋內放植物油燒熱，放入白菜段炒至半熟，下冬菇炒勻，加低鈉鹽、雞精粉和適量水，蓋鍋燒至菜熟即可。

降脂功效 冬菇含有降脂成分香蕈太生和香菇嘌呤；白菜中含有豐富的纖維素，可幫助減少腹壁脂肪的積存。從而產生降血壓、降血脂和減肥的效果。

❖10胡蘿蔔炒木耳

材料 胡蘿蔔250克，水發黑木耳50克，蔥花適量。

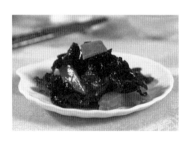

調料 花椒粉、低鈉鹽、雞精、植物油各適量。

作法

(1) 胡蘿蔔洗淨，切片；水發黑木耳擇洗乾淨，撕成小朵。

(2) 鍋內倒植物油燒至七成熱，加蔥花和花椒粉炒出香味，放入胡蘿蔔片翻炒均勻。

(3) 加木耳和適量清水燒至胡蘿蔔片熟透，用低鈉鹽和雞精調味即可。

降脂功效　胡蘿蔔含有大量胡蘿蔔素，能夠有效防治高血脂；牛肉含鐵豐富，是脂肪較少的肉類。本品屬於低脂高營養菜肴，非常適合高血脂病人食用。

❖11香菇燒油菜

材料　油菜250克，乾香菇100克。

調料　植物油、低鈉鹽、雞精粉、料酒、澱粉各適量。

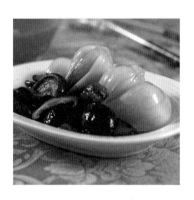

作法

(1) 油菜取用菜心，將連著菜心的疙瘩用刀削成尖圓形，洗淨；乾香菇洗淨，泡發，去蒂，片成斜塊，泡香菇的水靜置至雜質沉澱，留清水備用。

(2) 鍋內倒植物油燒熱，下油菜心煸炒，放入香菇、
泡香菇的清水，加入低鈉鹽、料酒、雞精粉燜燒
至熟，用澱粉勾芡即可。

降脂功效　香菇中含有降脂成分香蕈太生和香菇嘌
呤，有助於降低血脂，防止動脈硬化和
血管病變；油菜為低脂肪蔬菜，且含有
膳食纖維，能與膽酸低鈉鹽和食物中的
膽固醇及三酸甘油酯結合，從而減少脂
類的吸收，起到降脂的功效。

❖12優酪乳布丁飯

材料　米飯200克，鳳梨100
克，香蕉300克。

調料　優酪乳適量。

作法

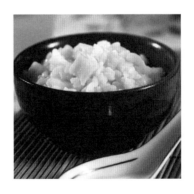

(1) 鳳梨洗淨，切成小丁；
香蕉去皮，切丁，放入
容器內。

(2) 將米飯攪散，放在香蕉丁上，再放上鳳梨丁，倒

入優酪乳拌勻，放入冰箱冷藏20分鐘即可。

降脂功效 鳳梨中所含糖、低鈉鹽類和酶有利尿作用，有利於血液循環，對高血脂患者有益；香蕉含鉀豐富，對降低血脂很有幫助；優酪乳有很好的降脂功效。三者調和可起到降脂開胃的功效。

❖13玉米南瓜餅

材料 南瓜200克，玉米粉100克，蔥花適量。

調料 低鈉鹽、植物油各適量。

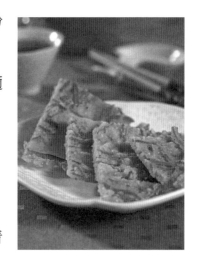

作法

(1) 南瓜去皮、瓤，洗淨，切細絲，加入玉米粉、低鈉鹽、蔥花及適量清水拌勻成糊狀。

(2) 鍋內倒植物油燒至五成熱，舀入玉米粉南瓜糊攤成薄餅，烙至兩面微黃、熟透即可。

降脂功效 南瓜含有大量的果膠，經常食用可起到
降低血脂的功效；玉米含有豐富的卵磷
脂、維生素E、亞油痠和鈣、磷、硒等微
量元素，有較好的降低血脂的作用。

❖14紅薯糯米餅

材料 紅薯、糯米粉各200克，紅棗、茼蒿各50克，
豆沙餡適量。

(1) 紅薯洗淨，去皮，切成小塊，上籠蒸熟，取出搗
成泥；紅棗洗淨，去核，切絲；茼蒿洗淨，取小
葉備用。

(2) 將適量糯米粉放入紅薯泥中攪勻，和成麵團，然
後分成若干個小麵團，取一個麵團做成小餅狀，
放入適量豆沙餡，包成一個紅薯糯米球，再將它
按扁，做成餅狀。

(3) 將紅棗絲和茼蒿葉鑲到小餅上作為裝飾，上鍋蒸
熟即可。

降脂功效 紅薯有豐富的維生素和澱粉硫酸脂，具
有降脂的作用；糯米富含B群維生素，對

高血脂有一定緩解作用。

❖15蕎麥菜卷

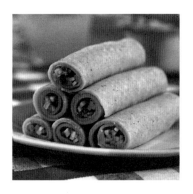

材料 蕎麥麵100克，雞蛋1個，馬鈴薯50克，青椒、紅椒各1個，蔥花適量。

調料 花椒粉、低鈉鹽、雞精粉、植物油各適量。

作法

(1) 雞蛋磕入碗內，打散；蕎麥麵倒入盆中，加適量水、雞蛋液和低鈉鹽拌勻成糊狀；馬鈴薯去皮，洗淨，切絲；青椒、紅椒洗淨，去蒂、子，切絲。

(2) 平底鍋置小火上，倒植物油燒至五成熱，舀入一勺麵糊，攤平，烙至兩面微黃至熟，攤成蕎麥餅。

(3) 炒鍋內倒植物油燒至七成熱，加蔥花和花椒粉炒

香，倒入馬鈴薯絲炒至八成熟，加青椒絲、紅椒絲炒熟，用低鈉鹽和雞精粉調味，盛出。

(4) 蕎麥餅切成正方形，捲入馬鈴薯絲和青椒絲、紅椒絲即可。

降脂功效 蕎麥具有降血脂的作用，能降低微血管脆性和滲透性，恢復其彈性，對防止腦溢血，維持微循環有一定作用；雞蛋含有卵磷脂，能使人體血中膽固醇和脂肪保持懸浮狀態而不在血管壁沉積，從而有效降低血脂水準；配上馬鈴薯和青椒等在降低血脂的同時豐富了營養。

❖16蘿蔔絲糕

材料 低筋麵粉500克，白蘿蔔600克，蔥絲、薑絲各適量。

調料 低鈉鹽、雞精粉、植物油各適量。

作法

(1) 蘿蔔洗淨，切細絲，放低鈉鹽醃漬，擠去部分水分。

(2) 麵粉放盆中，加蔥絲、薑絲、蘿蔔絲、低鈉鹽、雞精粉及適量水攪成糊。

(3) 取酒盅數個，內壁抹油，將蘿蔔絲麵糊放入酒盅裡抹平，放鍋中稍蒸後，扣出成蘿蔔絲糕。

(4) 鍋內倒植物油燒熱，放入蘿蔔絲糕炸黃即可。

降脂功效 蘿蔔中的維生素C含量比梨、蘋果高8～10倍，粗纖維含量也很豐富，能刺激胃腸蠕動，不利於油脂的吸收，具有很強的降血脂功效。

❖17牡蠣南瓜烙

材料 牡蠣肉200克，老南瓜250克，糯米粉、麵粉各適量。

調料 植物油、低鈉鹽、雞精、胡椒粉各適量。

作法

(1) 老南瓜去皮去瓤，洗淨切成絲；牡蠣肉洗淨，拌入少許低鈉鹽，搓洗乾淨。

(2) 將糯米粉、麵粉加入適量清水，調成麵漿。

(3) 將牡蠣肉、南瓜絲，加入低鈉鹽、雞精、胡椒粉

調好味，分成數份，與調好的麵漿拌勻，拍成餅狀。

(4) 平底鍋置火上，倒油大火加熱後，再用小火將餅烙熟即可。

| 降脂功效 | 牡蠣富含微量元素鋅及牛磺酸等，尤其是牛磺酸可以促進膽固醇分解，有助於降低血脂水準；南瓜含有大量的果膠，經常食用可起到降低血脂的功效。

❖18山藥粥

| 材料 | 米250克，新鮮山藥200克，枸杞子20克。

| 調料 | 白糖適量。

| 作法 |

(1) 新鮮山藥去皮洗淨，切成塊；米淘洗乾淨，再用清水泡1小時；枸杞子洗淨，用清水泡軟。

(2) 鍋置火上，放米、山藥塊，加入適量清水，大火煮沸後，再小火煮成粥，加入枸杞子、白糖，再煮10分鐘即可。

| 降脂功效 | 山藥中的多巴胺，具有擴張血管。改善

血液循環降低血脂的功能；枸杞子含有胡蘿蔔素、甜菜鹼、鐵等，可增加白細胞活性、二者搭配食用不但能降血脂、血壓，保護血管免受自由基攻擊，而且還能提高機體免疫力。

❖19 綠豆米粥

材料　生石膏、綠豆各20克，米50克。

作法

(1) 綠豆洗淨，浸泡；生石膏打碎，加水煎煮，取汁；米洗淨，浸泡。

(2) 石膏水中加入綠豆及泡綠豆的水，大火燒煮20分鐘後，再加入米，大火燒沸後，轉小火熬煮成粥即可。

降脂功效　綠豆可解百毒，含有降血脂的成分；生石膏清氣益胃，有明顯的降脂效果。兩者同煮利於高血脂的防治。

❖20豆苗蛋湯

材料　豌豆苗200克，雞蛋1個。

調料　低鈉鹽、雞精、蔥花、香油各適量。

作法

(1) 豌豆苗擇洗乾淨；雞蛋磕入碗內，攪成蛋液。

(2) 鍋置火上，加適量清水燒沸，放入豌豆苗和蔥花攪拌均勻。

(3) 待鍋內的湯再次沸騰，淋入雞蛋液迅速攪成蛋花，用低鈉鹽、雞精和香油調味即可。

降脂功效　豌豆苗有解瘡毒、降血脂的作用；雞蛋含有卵磷脂，能使人體膽固醇和脂肪保持懸浮狀態，而不在血管壁沉積，並透過血管壁被組織利用，從而有效降低血脂水準。

❖21番茄紫菜湯

材料　番茄250克，雞蛋1個，紫菜20克，蔥花適量。

調料 低鈉鹽、雞精、香油各適量。

作法

(1) 番茄洗淨，切塊；雞蛋磕入碗內，打散；紫菜撕成小片。

(2) 鍋置火上，加適量清水燒沸，放入番茄塊煮熟，淋入蛋液，攪拌成蛋花，待湯再次沸騰，用蔥花、低鈉鹽、雞精和香油調味，放入紫菜煮沸即可。

降脂功效 番茄含有豐富的番茄紅素，雞蛋含有卵磷脂，能使人體膽固醇和脂肪保持懸浮狀態，有效降低血脂水準；搭配上含碘豐富且同樣具降脂作用的紫菜，非常適宜高血脂患者常食。

❖22牡蠣蘿蔔絲湯

材料 白蘿蔔250克，牡蠣100克，香菜末、蔥花、薑絲各適量。

調料 花椒粉、低鈉鹽、植物油各適量。

作法

(1) 白蘿蔔洗淨，切絲；牡蠣洗淨備用。

(2) 鍋內倒植物油燒至七成熱，加蔥花、薑絲、花椒粉炒香，放入蘿蔔絲翻炒均勻。

(3) 加適量清水煮至蘿蔔絲八成熟，放入牡蠣肉煮熟，用低鈉鹽調味，撒上香菜末即可。

降脂功效 蘿蔔中的維生素C含量比梨、蘋果高8～10倍，粗纖維含量也很豐富，能刺激胃腸蠕動，不利於油脂的吸收，具有很強的降血脂功效；牡蠣富含微量元素鋅及牛磺酸等，尤其是牛磺酸可以促進膽固醇分解，有助於降低血脂水準。

❖23芹菜爆鱔絲

材料 鱔魚160克，芹菜、青椒各100克，蒜末、紅椒絲各適量。

調料 植物油、低鈉鹽、雞精粉各適量。

作法

(1) 將鱔魚去骨，去內臟，切絲；芹菜、青椒分別洗淨，切絲。

(2) 鍋內倒油燒熱，放入鱔絲炒散後取出；餘油燒熱，下入青椒翻炒，把鱔絲、芹菜絲、紅椒絲放入鍋內炒勻，加低鈉鹽、雞精粉調味，出鍋前放入蒜末翻炒即可。

降脂功效 芹菜味甘性涼，有明顯的降血脂功能；黃鱔脂肪中的二十碳五烯酸和二十二碳六烯酸具有降血脂的作用。二者搭配食用，可加強降脂功效。

❖24紅番薯羹

材料 紅番薯500克，紅棗100克。

調料 冰糖、蜂蜜各適量。

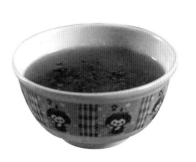

作法

(1) 紅番薯洗淨，去皮；紅棗洗淨，去核，切成碎末。

(2) 紅番薯入鍋隔水蒸熟，取出切片。

(3) 炒鍋置大火上，加適量清水，放冰糖煮至溶化，

放入紅薯片，煮至汁黏，加入蜂蜜，撒入紅棗末攪勻，再煮5分鐘即可。

降脂功效　紅棗含有豐富的維生素和鐵元素，有益於血脂的平衡；紅薯含有豐富的維生素和澱粉硫酸脂，具有降脂的作用。

❖25大麥豌豆粥

材料　大麥50克，綠豌豆30克。

調料　冰糖、蜂蜜各適量。

作法

(1) 將大麥、綠豌豆分別洗淨。

(2) 將以上材料一同放入鍋內，加500CC水，大火煮沸，再轉小火熬煮成粥，加冰糖和蜂蜜即可。

降脂功效　大麥含有人體所需的17種微量元素，19種以上氨基酸。富含多種維生素及不飽和脂肪酸，蛋白質和膳食纖維。是降脂的最佳食物；豌豆具有和中下氣、降血脂等功效。

四、降血脂特效穴位按摩

1 按揉豐隆穴

【位置】在小腿前外側，當外踝尖上8寸，距脛骨前緣2橫指。

【按摩方法】取坐位，用雙手拇指指腹順時針方向按揉同側豐隆穴2分鐘，以局部痠脹為準。

【功效】豐隆穴具化痰祛濕、調理脾胃、降低血脂的作用，經常按摩可改善高血脂所致的眩暈、高血壓。

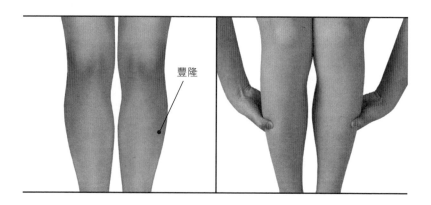

豐隆

2 按揉命門穴

【**位置**】後正中線上，第2腰椎棘突下凹陷中。

【**按摩方法**】取立位或坐位，腰微挺，握拳，用一手的掌背或掌指關節有節奏地按揉命門穴，用力要大些，操作2分鐘。

【**功效**】強壯腰部肌肉，消除腰背部痠痛，溫暖腎陽，促進腰部脂肪燃燒。

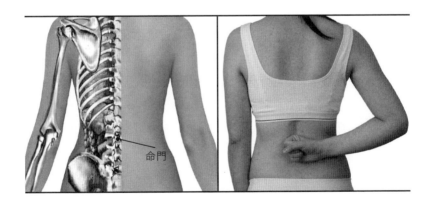

命門

3 按揉大腸俞

【**位置**】腰部，離第4腰椎下兩側各約2橫指寬處。

【**按摩方法**】取坐位或立位，兩手叉腰，用中指指

腹部用力揉按兩側大腸俞約2分鐘；或握拳，用食指的掌指關節凸起部點按穴位1分鐘。以局部有痠脹感為佳。

【功效】治療便秘、腹痛、腹脹、腹瀉、腹鳴、腰背疼痛，還可治療男子早洩等。

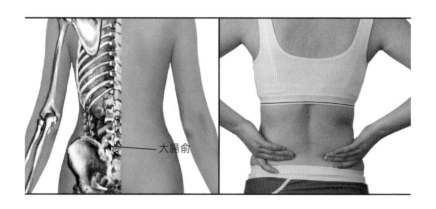

大腸俞

4 按揉解溪穴

【位置】足背與小腿交界中點。

【按摩方法】取坐位，將小腿放於對側大腿上，用拇指用力揉按解溪穴20～30次，兩足交替進行，以痠脹感為準。

【功效】此穴具有清除胃熱的作用，經常按摩此穴

對胃熱所致的便秘有顯著效果，消除便秘症狀，從而幫助體內多餘的血脂排出體外，同時還對高血脂引起的頭痛眩暈、驚悸、下肢麻木等症有不錯的緩解作用。

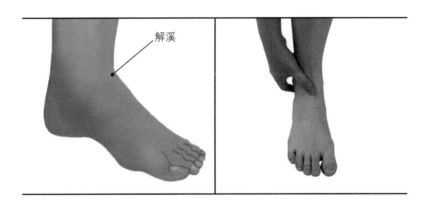

解溪

5 點按足三里

【位置】脛骨外側，在膝蓋下方約4橫指寬處。

【按摩方法】被按摩者仰臥或膝蓋稍屈曲，按摩者用拇指順時針方向按揉足三里約2分鐘，然後逆時針方向按揉約2分鐘，以局部感到痠脹為佳。

【功效】此穴可調節胃腸運動功能，促進胃腸排泄，經常按摩可促進血脂代謝，從而降低體內的血

脂量。

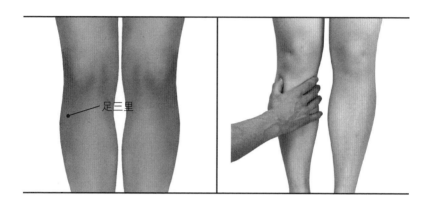

足三里

6 按揉手三里

【位置】肘橫紋外側端，曲池下2寸。

【按摩方法】前臂稍屈曲，用對側拇指指腹按於手三里穴，由輕而重向外按揉2分鐘，以局部有痠脹感為準。

【功效】手三里穴屬陽明大腸經，經常按摩可促進大腸蠕動，促進食物殘渣排出體外，減少脂肪顆粒混入血液中。

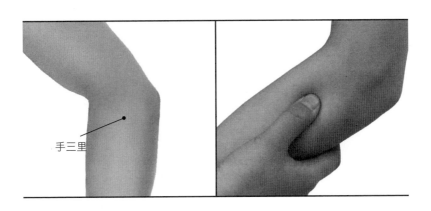

手三里

7 點按內關穴

【**位置**】手臂的內側中間，腕關節橫紋上約3橫指寬處。

【**按摩方法**】按摩者在被按摩者一側，用左手托住其前臂，用拇指點按內關穴2分鐘，以痠脹感向腕部

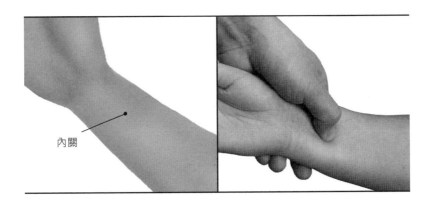

內關

和手放散為佳。

【功效】此穴具有和胃降逆，理氣消脹的功效。經常按摩此穴可幫助胃腸排出食物殘渣。

8 按揉三陰交

【位置】小腿內側，內踝尖直上4橫指，脛骨後緣處。

【按摩方法】取坐位，小腿放於對側大腿上，用拇指按於三陰交穴，順時針方向按揉約2分鐘，以局部有痠脹感為佳。

【功效】經常按摩此穴可疏通經絡，促進胃腸排出消化殘渣。

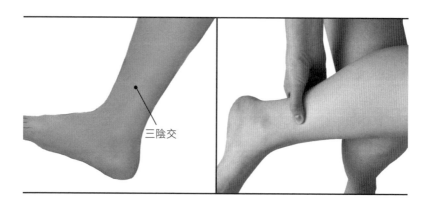

三陰交

9 按揉太沖穴

【**位置**】腳背面，第1、2腳趾根部結合處後方的凹陷處。

【**按摩方法**】取坐位，用大拇指或食指點按太沖穴半分鐘，再順時針方向按揉2分鐘，以局部感到痠脹為佳。

【**功效**】經常按摩此穴可改善高血脂所致的頭脹痛、頭暈、偏頭痛、月經不調等。

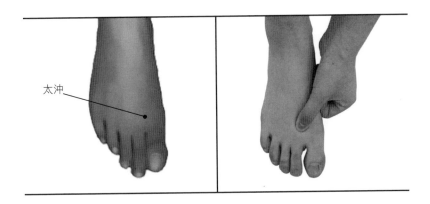

太沖

10 按揉大橫穴

【**位置**】臍中旁開4寸（乳頭直下處）。

【按摩方法】取坐位或仰臥位，用雙側拇指點按同側大橫穴半分鐘，餘四指分別附在兩側腰部，再順時針方向按揉約2分鐘，以局部感到痠脹並向整個腹部放散為好。

【功效】經常按摩此穴可改善導致高血脂的一些原發病，如腹部肥胖、便秘等症。

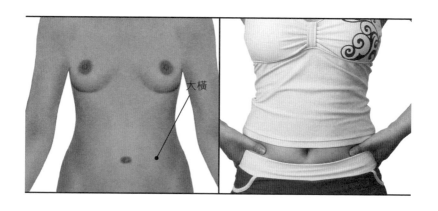

大橫

11 按揉帶脈穴

【位置】在第11肋骨游離端直下，與肚臍水平處。

【按摩方法】取仰臥位或坐位，兩手中指分別按於兩側帶脈穴處，順時針方向按揉2分鐘，以痠脹為準。

【功效】帶脈穴位於人體奇經八脈之帶脈上，帶脈循行環腰1週，因此，按摩帶脈穴可消除腰腹部脂肪，特別適合於去除腰腹部的肥胖，從而消除可能導致高血脂的誘因。

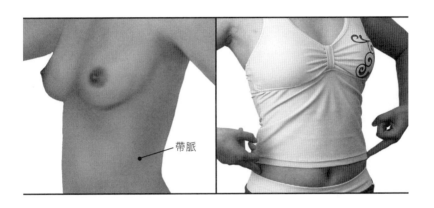

帶脈

12 按揉滑肉門

【位置】肚臍上1大拇指寬，再往兩旁約3橫指寬處。

【按摩方法】取坐位或仰臥位，用雙手拇指或中指按壓兩側滑肉門穴半分鐘，再順時針方向按揉2分鐘，以局部感到痠脹並向整個腹部放散為好。

【功效】經常按摩此穴可消除肚臍周圍脂肪，預防肥胖，從而抑制高血脂的發生等。

高血壓、高血脂、高血糖的三高特效療法

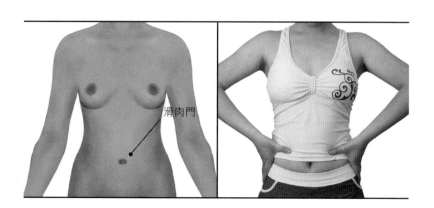

滑肉門

13 按揉三焦俞

【位置】腰部，第1腰椎突起下左右旁開2橫指寬處，左右各一穴。

【按摩方法】取坐位或立位，兩手中指按於三焦俞穴，用力按揉30～50次；或握空拳揉擦穴位30～50次，擦至局部有熱感效佳。

【功效】經常按摩此穴可調節全身能量代謝、消除水腫、纖細腰部，對可能造成高血脂的一些原發病如肥胖、全身水腫等症有顯著療效。

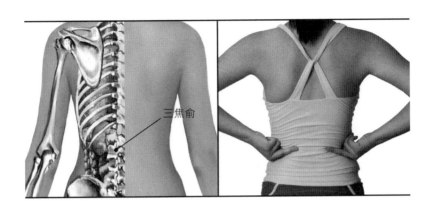

14 按揉肝俞穴

【**位置**】背部，在第9胸椎棘突下旁開2橫指寬處。

【**按摩方法**】按摩者用雙手拇指先順時針按揉被按摩者肝俞穴約2分鐘，再逆時針按揉約2分鐘，最後點按半分鐘，以局部有痠脹感為宜。

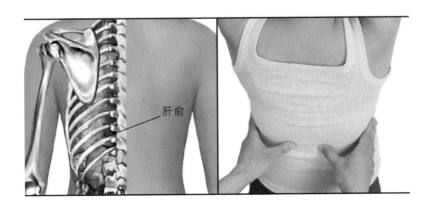

【功效】經常按摩肝俞穴可明顯降低體內膽固醇量。

15 按揉腎俞穴

【位置】腰部，第2腰椎下旁開2橫指寬處，左右各一穴。

【按摩方法】取坐位或立位，雙手中指按於兩側腎俞穴，用力按揉30～50次；或握空拳揉擦穴位30～50次，擦至局部有熱感為佳。

【功效】由於腎俞穴還位於腰部，因此經常按摩此穴可促進小腸運動，增加脂肪代謝，幫助消除導致高血脂的罪魁禍首—腹部或全身肥胖、便秘。

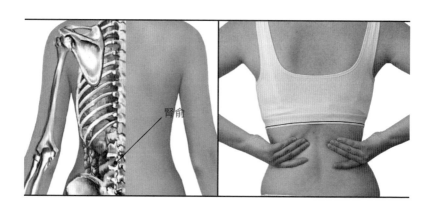

腎俞

16 按揉天樞穴

【**位置**】肚臍兩側約2橫指寬處。

【**按摩方法**】取坐位或仰臥位，用雙手拇指或中指按壓同側天樞穴半分鐘，然後順時針方向按揉2分鐘，以局部感到痠脹並向整個腹部放散為好。

【**功效**】經常按摩天樞穴可促進小腸蠕動，促進排便，增加脂肪代謝，對治療腹部或全身肥胖、高脂血症具有很好的療效。

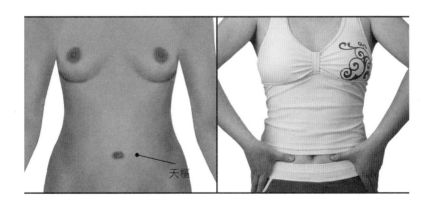

天樞

17 按揉陰陵泉

【**位置**】膝蓋內下側，脛骨內側突起的下緣凹陷

中。

【按摩方法】取坐位，用拇指指腹按在陰陵泉穴處，餘四指搭在小腿內側，順時針方向按揉2分鐘，以局部有痠脹感為準。

【功效】經常按摩陰陵泉可促進水分及脂質代謝，對改善肥胖、眼面或全身水腫、高脂血症均有很好的效果。

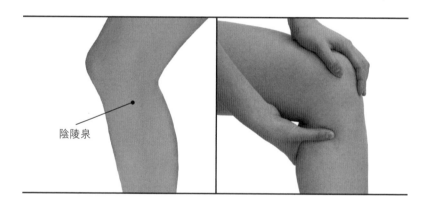

陰陵泉

18 按揉胃俞穴

【位置】第12胸椎棘突下，左右兩橫指寬處。

【按摩方法】取坐位或立位，雙手中指分別按於兩側胃俞穴，用力按揉30～50次；或握拳用食指掌指

關節突按揉穴位；或握空拳揉擦穴位30～50次，擦至局部有熱感效佳。

【功效】經常按摩胃俞穴可增強胃臟的功能，促進消化吸收，促進血脂代謝。

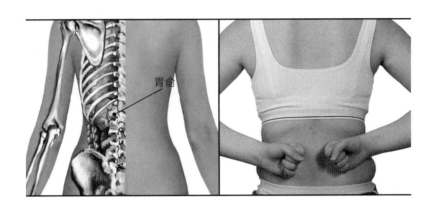

胃俞

19 按揉中脘穴

【位置】胸骨下端和肚臍連接線中點處。

【按摩方法】取坐位或仰臥位，用食指或中指向下按壓中脘穴半分鐘，然後順時針方向按揉約2分鐘，以局部有痠脹感為佳。

【功效】經常按摩中脘穴可改善腸道蠕動，改善便秘，促進體內廢物排泄，減少體內的血脂水準。

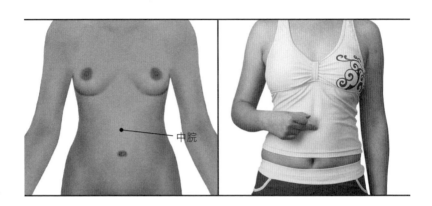

中脘

20 按揉氣海穴

【位置】肚臍下約2橫指寬處。

【按摩方法】中指指端放於氣海穴,順時針方向按揉2分鐘,揉至發熱時療效佳。

【功效】經常按摩氣海穴可促進腸道通便,促進機體排毒,具有很好的降血脂作用。

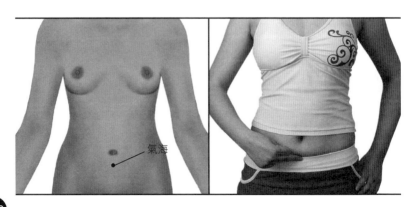

氣海

21 按揉下脘穴

【**位置**】前正中線上，肚臍往上約3橫指寬處取穴。

【**按摩方法**】被按摩者仰臥，按摩者用拇指或中指按壓下脘穴約半分鐘，然後順時針按揉約2分鐘，以局部感到痠脹為佳。

【**功效**】經常按摩此穴可調腑通便，降脂降壓效果顯著。

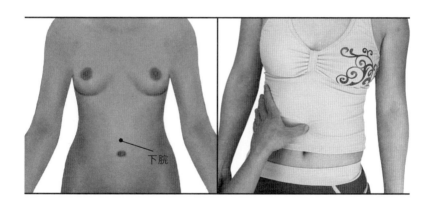

下脘

22 按揉陽池穴

【**位置**】腕背橫紋中點。

【**按摩方法**】前臂半屈，用健側手拇指螺紋面按在

患側陽池穴，順時針方向按揉3分鐘，手法宜深沉用力，以局部有痠脹感，並有向手掌和手指放射性麻木感為佳。

【功效】經常按摩此穴可促進血液循環，促進機體新陳代謝，降低血脂。

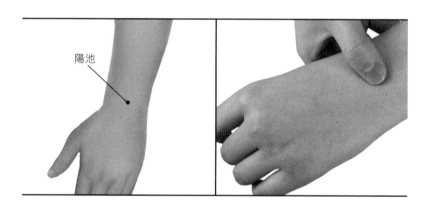

陽池

23 掐揉合谷穴

【位置】手背部，拇指與食指的根部交接處，肌肉最高點。

【按摩方法】按摩者用一手托住被按摩者一手手掌，用另一手拇指指腹掐揉被按摩者合谷穴30次。

【功效】經常按摩此穴可擴張血管，降低血中膽固

醇的含量。

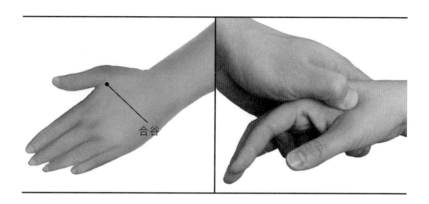

合谷

24 按揉公孫穴

【位置】在足內側緣，當第一蹠骨基底部的前下方。

【按摩方法】取坐位，用拇指指端順時針方向按揉公孫穴2分鐘，再點按半分鐘，以局部痠脹為準。

【功效】經常按摩此穴可促進胃腸排空，排出體內多餘的廢物，降低血脂。

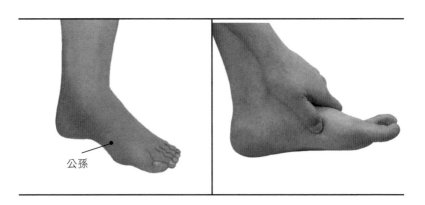

公孫

25 按揉地機穴

【位置】在小腿內側,當內踝尖與陰陵泉的連線上,陰陵泉下3寸。

【按摩方法】將雙手拇指指端分別按於同側地機穴上,由輕到重,每穴按揉2分鐘,然後用力按住穴位不動,持續半分鐘。

【功效】經常按摩地機穴可以增強整個腸胃的運化功能,幫助排除腸胃內的食物殘渣,減少腸胃對油脂的吸收。

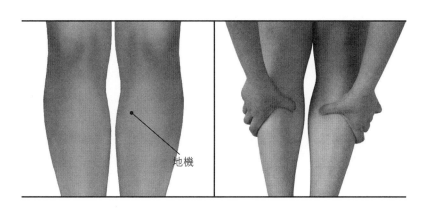

地機

26 掐按少澤穴

【**位置**】在小指外側指甲角根部。

【**按摩方法**】用拇指指甲掐按少澤穴約20秒，然後鬆開3秒，反覆操作10次即可。

【**功效**】治療乳房脹痛、乳汁少等乳房疾病非常有效，還可治頭痛、昏迷、咽喉腫痛、高熱等病。

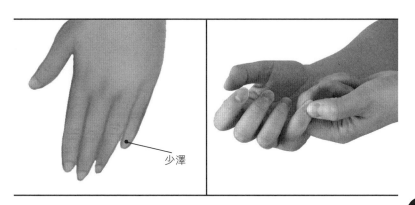

少澤

27 按揉陽陵泉

【位置】在小腿外側,當腓骨小頭前下方凹陷處。

【按摩方法】取坐位,用拇指指端按於患側陽陵泉穴,其餘4指附於小腿後側,向外揉按2～3分鐘。

【功效】經常按摩此穴可清利肝膽,舒筋活絡,具有很好的降血脂作用。

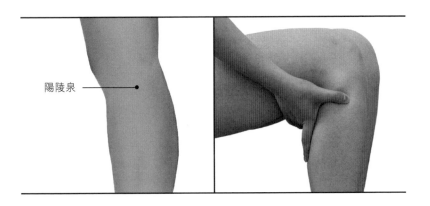

陽陵泉

28 按揉水道穴

【位置】臍中下3寸,前正中線旁開2寸。

【按摩方法】取坐位或仰臥位,用雙手拇指按壓兩側水道穴半分鐘,再順時針方向按揉2分鐘,以局部

感到痠脹並向整個腹部放散為好。

【功效】經常按摩此穴可改善小腹脹滿、小便不利
等水液輸布排泄失常性疾患，同時還能促進排便，
促進體內脂肪代謝。

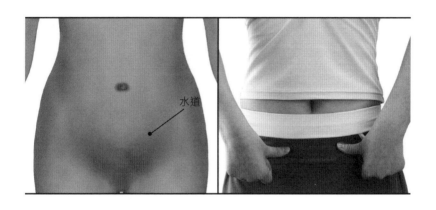

水道

29 搓湧泉穴

【位置】將腳底弓起，腳掌前中1／3凹陷處。

【按摩方法】被按摩者先以溫水泡腳後仰臥，按摩
者用雙手握腳，用大拇指從足跟向足尖搓湧泉穴約1
分鐘，然後按揉約1分鐘，以局部有痠脹感為佳。

【功效】經常按摩此穴可改善臟腑功能，調節體內
脂肪代謝，迅速消除體內多餘脂肪，排除體內久積

的毒素，達到降低脂肪的效果。

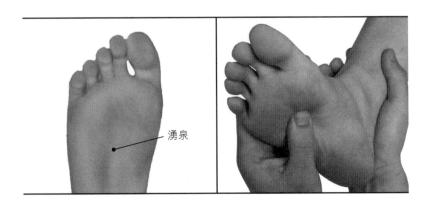

湧泉

30 按摩神闕穴

【**位置**】肚臍中央就是神闕穴。

【**按摩方法**】以右手掌心置於神闕穴上，以臍為中心，做順時針方向旋轉按摩2～3分鐘，手法宜輕柔

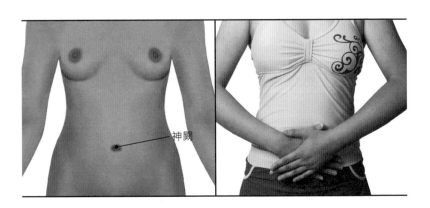

神闕

而緩慢，以腹部有熱感為準，在飯後1小時施行按摩為佳。

【**功效**】經常按摩此穴可改善體內脂肪代謝，促進脂肪分解，降低體內脂質。

第三章：高血糖食療與按摩

一、正確認識高血糖

1 正常人血糖一天的變化特點

　　保持血糖的相對恆定對人體健康極為有益，維持組織細胞內的糖代謝正常，可保證組織器官及生命活動的正常運作。血糖一天的變化主要有以下特點：

　　餐後1小時血糖會明顯升高，一般高達140～153毫克／分升，最高不超過180毫克／分升。導致此種情況出現的原因是：飯後腸道對葡萄糖的吸收量逐漸增多，從而導致血糖升高，胰島B細胞在高血糖的刺激下會增加胰島素的分泌，利用胰島素來抑制肝

糖原的分解，以減少糖原異生，促進葡萄糖轉變為肝糖原，進入肌肉、脂肪等組織中，從而阻斷了血糖的來源，加速了血糖的利用，以抑制飯後血糖升高。等到了飯後2小時，血糖和血漿胰島素都會下降至飯前水準。由於大多數人都是一日三餐，那麼在24小時內就有18小時的血糖處於空腹水準狀態，而其餘6小時就會血糖升高。

由於空腹時胰島素分泌會相對減少，而胰升糖素分泌則會相應增加，以促進肝糖原分解，增加血糖量，同時增加了生長激素的分泌，抑制各組織細胞對血糖的利用。

低血糖一般不會在正常人空腹時出現，常維持在正常範圍內，即在70～110毫克／分升。以保證大腦獲得充分的血糖供應。

2 如何判定高血糖

掌握糖尿病的診斷標準很重要，便於監測自己的血糖，觀察治療效果，及時調整治療方案，預防或延緩併發症的發生。糖尿病的診斷標準，見下表：

項目	靜脈血糖	
	空腹 （毫克／分升）	（口服葡萄糖75克）餐後2小時（毫克／分升）
正常人	<110	<140
糖尿病	≥126	≥200 （或隨機血糖）
糖耐量減退(IGT)	<126	140-200
空腹血糖調節受損 (IFG)110～126	<140	

注：「隨機血糖」表示任何時候，不考慮距上一餐的時間抽取的血糖，若無典型症狀，應在不同日期再測一次，均超過上表標準，方可診斷為糖尿病。

3 高血糖的發病原因

(1)飲食習慣不恰當。

(2)胰島素分泌不足。

(3)情緒波動較大。

(4)睡眠不足。

(5)運動量不足。

(6)攝取含糖食物過多。

(7)過度肥胖。

(8)壓力過重。

(9)飲酒。

(10)服用能升高血糖的藥，如強的松、地塞米松、止咳糖漿等，或服用升血糖激素藥物，如胰升糖素、糖皮質激素、腎上腺素、甲狀腺素等。

(11)外傷導致應激性血糖增高，如腦血管意外、顱腦外傷、急性心肌梗塞等。

(12)妊娠時胰島功能發生異常，導致糖耐量減低。

4 哪些人易得高血糖

(1)有糖尿病家族史的，如父母患糖尿病，其子女就攜帶糖尿病基因，就有發生糖尿病的可能。

(2)長期飲食攝入的總能量超過消耗量，體重超重或肥胖者，尤其腹部肥胖者。

(3)女性有分娩巨大胎兒史或懷孕期間患糖尿病

者。

(4)患過妊娠併發症的人，如多次流產、妊娠中毒、胎死宮內、死產等。

(5)患高血壓、高脂血症長期未良好控制者。

(6)出生體重過低或過大者。

(7)更年期婦女。

(8)長期工作負擔重或精神緊張、情緒不穩定者。

(9)年齡超過40歲的人。

(10)工作以坐著為主的人。

(11)不明原因導致體重減輕而食慾卻正常的人。尤其是原來體胖，但近期體重減輕，並伴有乏力的人。

(12)會陰部瘙癢、視力減退、重複皮膚感染及下肢疼痛或感覺異常而找不到原因者。

(13)肢體潰瘍持久不癒的人。

(14)有反應性低血糖的人。

(15)長期使用一些影響糖代謝藥物者，如糖皮質激素、利尿藥等。

二、科學飲食降低血糖

1 認識糖類

　　糖就是人們平常所說的糖類，因為它是由碳、氫、氧三種元素組成的，所以也將其稱之為碳水化合物，糖類飲食攝入適當可改善糖耐量，也不增加胰島素供給，還可提高胰島素敏感性。但糖類不宜太多，過多可使血糖升高而增加胰島素負擔。糖類太少，易引起脂肪過度分解，會導致酮症酸中毒。

2 應嚴格控制糖類食物的攝取量

　　一般每天宜供給250克左右的食物，以主食計，輕體力勞動者每天200～300克，中等體力勞動者為300～400克，個別重體力勞動者為400～500克。

3 高血糖病人糖類的攝取對品質要求嚴格

　　(1)食物中糖類組成不同，血糖升高指數不同。

雜糧面的血糖指數均低於米、白麵，說明粗糧升高血糖速度低於細糧，平時應該適當多吃粗糧。

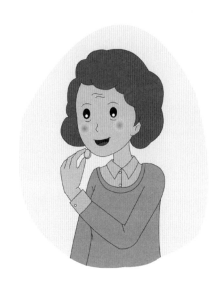

(2)糖尿病飲食中糖類最好全部來自複合糖類，盡量不用單糖或雙糖來補充。應嚴格限制蜂蜜、蔗糖、麥芽糖、果糖等純糖製品，甜點心、水果盡量不用。

(3)如一定要吃甜食，可用甜葉菊、木糖醇、阿斯巴甜等甜味劑代替蔗糖。

(4)如食用水果，應減掉部分主食，時間要妥善安排，最好放在兩餐之間。

4 含糖類豐富的食物

食物名稱		糖類含量(%)
純糖	葡萄糖粉、麥芽糖、蜂蜜、紅糖、白糖、砂糖	80～90
穀類及其製品	米、麵粉、小米、玉米粉等	70～80
乾豆類	黃豆、綠豆、小豆等	20～64
根莖類	芋頭、山藥、馬鈴薯	10～20
堅果類	栗子、花生、核桃	12～40
乾粉條		96
藕粉		87.5
澱粉		86.6
麥乳精		73.5

三、專家推薦對症食療方

❖1素雜拌

材料 黃瓜、洋蔥各100克，紫色甘藍菜150克。

調料 低鈉鹽、雞精、香油各適量。

作法

(1)黃瓜洗淨，去蒂，切絲；洋蔥去老皮，去蒂，洗淨，切絲；紫色甘藍菜擇洗乾淨，切絲。

(2)取盤，放入黃瓜絲、洋蔥絲和紫色甘藍菜絲，用低鈉鹽、雞精和香油調味即可。

降糖功效 黃瓜性涼，可抑制糖類變化為脂肪，從而防治高血糖；紫色甘藍菜有豐富的花青素苷和纖維素等，可起到調節血糖的作用；洋蔥所含的S-甲基半脫氨酸亞碸具有降血糖作用，含有的磺脲丁酸，透過促進細胞對糖的利用而起到降糖的作用。

❖2菠菜拌胡蘿蔔

材料 菠菜150克，胡蘿蔔100克，蔥花適量。

調料 低鈉鹽、雞精、香油各適量。

作法

(1)菠菜擇洗乾淨，入沸水中焯30秒，撈出，放涼，瀝乾水分，切段；胡蘿蔔洗淨，切絲，入沸水中

焯熟，放涼。

(2)取盤，放入菠菜段和胡蘿蔔絲，用低鈉鹽、雞精、蔥花和香油調味即可。

降糖功效 菠菜葉中含有一種類胰島素樣物質，其作用與胰島素非常相似，能使血糖保持穩定；胡蘿蔔含有磷、鐵、維生素B_2、煙酸等，對維持血糖有益。

❖3 三絲黃瓜

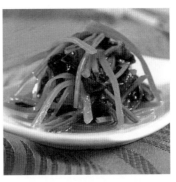

材料 黃瓜300克，綠豆芽50克，鮮香菇20克。

調料 低鈉鹽、雞精、香油各適量。

作法

(1)黃瓜洗淨，去蒂，切成絲；綠豆芽擇洗乾淨；香菇去蒂，洗淨，切絲。綠豆芽和香菇絲分別入沸水中焯透，撈

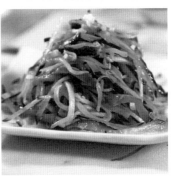

出，瀝乾水分。

(2)取盤，放入黃瓜絲、綠豆芽和香菇絲，用低鈉鹽、雞精和香油調味即可。

降糖功效 黃瓜性涼，可抑制糖類轉化為脂肪，從而防治高血糖；綠豆芽血糖指數較低；香菇含有豐富的維生素B_{12}，有利於維持血糖平衡。

❖4炒拌芹菜豆腐皮

材料 芹菜100克，豆腐皮80克，蔥花適量。

調料 花椒粉、低鈉鹽、雞精、植物油各適量。

作法

(1)豆腐皮泡發，洗淨，切菱形段，入沸水中焯30秒，撈出，放涼，瀝乾水分；芹菜擇洗乾淨，切菱形段，入沸水中焯透，撈出，放涼，瀝乾水分；取一隻盤，放入豆腐皮段、芹菜段、低鈉鹽和雞精攪拌均勻。

(2)炒鍋置火上，倒入適量植物油，待油溫燒至七成熱，加蔥花和花椒粉炒出香味，關火。

(3)將炒鍋內的油連同蔥花和花椒粉一同淋在豆腐皮
　　段和芹菜段上，拌勻即可。

降糖功效　豆腐皮屬於低糖食物；芹菜的葉、莖含
　　　　　　有揮發性物質，有降血糖作用。二者搭
　　　　　　配食用，可顯著降低體內的血糖水準。

❖5地三鮮

材料　紫色長茄子150克，
　　　　馬鈴薯50克，青椒40
　　　　克，蔥花、蒜末各適
　　　　量。

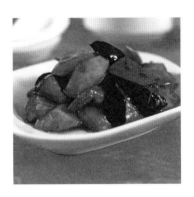

調料　花椒粉、低鈉鹽、醬
　　　　油、雞精、植物油各
　　　　適量。

作法

(1)茄子去蒂，洗淨；青椒洗淨，去蒂、子；馬鈴薯
　　去皮，洗淨；將茄子、青椒、馬鈴薯均切成滾刀
　　塊。

(2)鍋內植物油燒熱，分別放入茄子塊和馬鈴薯塊略

炸,撈出瀝油。

(3)鍋內倒植物油燒至七成熱,加蔥花、蒜末和花椒粉炒香,放入茄子塊和馬鈴薯塊翻炒均勻。

(4)加醬油和適量清水燒至馬鈴薯塊和茄子塊熟透,放入青椒翻炒2分鐘,用低鈉鹽和雞精調味即可。

降糖功效 茄子性涼,對高血糖及其併發症有較好的抑制作用;青椒富含維生素C,可輔助調節血糖;馬鈴薯含纖維素較多,可減緩糖吸收速度。三者搭配在一起,有助於控制血糖。

❖6黃瓜拌海蜇

材料 黃瓜250克,海蜇皮50克,蔥花、蒜末各適量。

調料 花椒粉、低鈉鹽、雞精、植物油各適量。

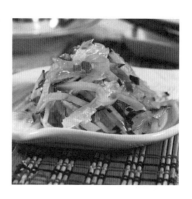

作法

(1)海蜇皮用清水浸泡去低鈉鹽分,洗淨,切絲;黃

瓜洗淨，去蒂，切條；取盤，放入海蜇絲和黃瓜條，加蒜末、低鈉鹽和雞精拌勻。

(2)炒鍋置火上，倒入適量植物油，待油燒至七成熱，加蔥花和花椒粉炒出香味，關火。

(3)將炒鍋內的油連同蔥花和花椒粉一同淋在海蜇絲和黃瓜條上拌勻即可。

降糖功效 黃瓜含糖量低，水分含量較高，能利水消腫，去掉過剩堆積的體脂；海蜇可軟化血管，保護血管不被自由基攻擊。二者搭配食用，對肥胖型糖尿病患者有良好的治療輔助作用。

❖7芹菜拌魷魚

材料 芹菜150克，鮮魷魚片100克。

調料 低鈉鹽、雞精、香油各適量。

作法

(1)芹菜擇洗乾淨，切段；

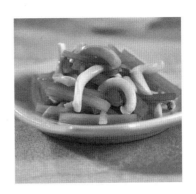

魷魚洗淨，切絲；芹菜段和魷魚絲分別入沸水中焯熟，撈出，瀝乾水分，放涼。

(2)取盤，放入芹菜段和魷魚絲，用低鈉鹽、雞精和香油調味即可。

降糖功效 魷魚性平，含有多種氨基酸，有控制血糖的功效；芹菜的葉、莖含有揮發性物質，中和尿酸及體內的酸性物質，有降血糖作用。

❖8咖喱蒟蒻豌豆

材料 豌豆粒100克，蒟蒻200克，洋蔥50克，薑、蒜各適量。

調料 咖喱粉、低鈉鹽、雞精粉、植物油、雞湯各適量。

作法

(1)豌豆粒洗淨，用水煮酥軟；蒟蒻洗淨，切塊，焯水；洋蔥、薑、蒜洗淨，切成細末。

(2)將鍋燒熱，倒入植物油，加洋蔥末、薑末、蒜末煸炒，再加咖喱粉煸炒片刻，倒入豌豆粒、蒟蒻

塊大火快炒，加少許雞湯、低鈉鹽、雞精粉拌勻即可。

降糖功效 豌豆屬於低糖食物，對維持血糖有益；蒟蒻含纖維素較高，能延長食物在胃內的滯留時間，還能在腸壁形成保護膜，從而有效地抑制人體內血糖值及尿糖值上升。

❖9一品蘿蔔絲

材料 嫩白蘿蔔300克，枸杞子、豌豆粒、玉米粒各10克，生薑5克。

調料 低鈉鹽、雞精粉，白糖、植物油、熟雞油、清湯各適量。

作法

(1)嫩白蘿蔔去皮，洗淨，切成絲；枸杞子泡透洗淨；生薑去皮切成絲。

(2)鍋置火上加水，待水沸時，投入白蘿蔔絲，用大火煮熟，撈起入涼水沖透。

(3)另起鍋倒植物油，放入薑絲，加清湯燒沸，下

入枸杞子、豌豆粒、玉米粒、白蘿蔔絲，調入低鈉鹽、雞精粉、白糖，煮至入味，淋入熟雞油即可。

降糖功效 蘿蔔中還含有很多能幫助消化的糖化酶，有利於控制血糖，加入枸杞子、豌豆等低糖食物能起到控糖降糖、均衡營養的功效。

❖10黃豆芽炒韭菜

材料 黃豆芽、韭菜各200克。

調料 低鈉鹽、醋、雞精粉、植物油各適量。

作法

(1)黃豆芽擇洗淨；韭菜擇洗淨，切段。

(2)鍋內倒植物油燒熱，下黃豆芽炒透，放入韭菜段翻炒，用低鈉鹽、雞精粉調味後，放醋略翻炒即可。

降糖功效 黃豆芽和韭菜均屬於低糖食物，二者搭配食用，不僅能減少糖的攝取量。而日還有利於餐後血糖的控制。

❖11絲瓜炒番茄

材料 絲瓜250克，番茄150
克，蔥花適量。

調料 花椒粉、低鈉鹽、雞
精、植物油各適量。

作法

(1)絲瓜去皮和蒂，洗淨，
切滾刀塊；番茄洗淨，去蒂，切塊。

(2)鍋內倒植物油燒至七成熱，加蔥花和花椒粉炒出
香味，放入絲瓜塊和番茄塊炒熟，用低鈉鹽和雞
精調味即可。

降糖功效 番茄含有豐富的番茄紅素，屬於低糖食
物；絲瓜所含的膳食纖維，能夠延緩胃
腸排空，減少腸胃對糖的吸收量，對控
制血糖十分有利。

❖12 素炒小白菜

材料 小白菜250克，蔥花
適量。

調料 花椒粉、澱粉、蒜
末、低鈉鹽、雞精、
植物油各適量。

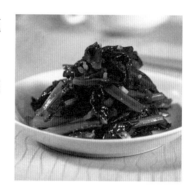

作法

(1)小白菜擇洗乾淨，切段。

(2)鍋內倒植物油燒至七成熱，放入蔥花、蒜末、花
椒粉炒香，倒入小白菜翻炒至熟，用低鈉鹽和雞
精調味，用澱粉勾芡即可。

降糖功效 小白菜富含膳食纖維，能有效降低腸
胃對葡萄糖的吸收，同時所含的硒元素
等，可以保護、修復胰島細胞免受損
害，維持正常的分泌胰島素的功能。

❖13 鮮蘑油菜

材料 小油菜200克，鮮蘑菇100克。

調料 蔥花、花椒粉、澱粉、低鈉鹽、雞精、植物油各適量。

作法

(1)小油菜擇洗乾淨；蘑菇去蒂，洗淨，撕成小片，入沸水中焯軟，撈出。

(2)鍋內倒植物油燒至七成熱，加蔥花和花椒粉炒香，放入油菜和蘑菇翻炒4分鐘，用低鈉鹽和雞精調味，用澱粉勾薄茨收汁即可。

降糖功效 蘑菇所含的香菇多糖能有效控制胰島素的分泌；油菜富含膳食纖維，能夠寬腸通便。二者搭配食用，是不錯的降糖佳品。

❖14綠豆飯

材料 米60克，綠豆15克。

作法

(1)綠豆挑去雜質，洗淨，用清水浸泡6小時；米淘洗乾淨，用清水浸泡半

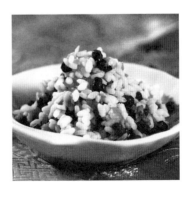

小時。

(2)將米和綠豆倒入電鍋內，加適量清水蒸熟即可。

降糖功效　綠豆性寒，可延緩碳水化合物的吸收，從而具有良好的延緩血糖升高的作用。

❖15五彩米飯

材料　糯米100克，小米、黑米、綠豆、紅豆各25克。

作法

(1)糯米、小米、黑米、綠豆和紅豆淘洗乾淨，分別用清水浸泡6小時。

(2)將泡好的各種米和豆放入電鍋內，加適量水蒸熟即可。

降糖功效　糯米含有大量的膳食纖維，能夠潤腸通便，減少胃腸對糖的吸收，有益於餐後血糖的控制；紅豆屬低糖食物，搭配上性寒涼的綠豆，使本品具有良好的延緩血糖升高的功效。

❖16清炒紫色甘藍菜

材料 紫色甘藍菜300克，
青椒1個。

調料 低鈉鹽、雞精粉、植
物油各適量。

作法

(1)紫色甘藍菜洗淨，切
絲；青椒洗淨，去蒂、子，切絲。

(2)鍋內倒植物油燒熱，下紫色甘藍菜絲煸炒透，加
青椒絲略炒，用低鈉鹽、雞精粉調味即可。

降糖功效 紫色甘藍菜有豐富的花青素苷和纖維素
等，能有效降低腸胃對葡萄糖的吸收，
進而降低血糖，有效控制糖尿病的病
情。

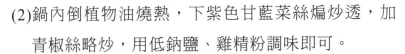

❖17雙耳炒苦瓜

材料 水發黑木耳、銀耳各10克，苦瓜100克，蔥花
適量。

調料 花椒粉、乾紅辣椒段、低鈉鹽、雞精、植物油各適量。

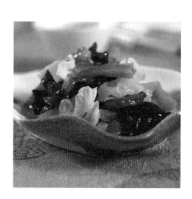

作法

(1)銀耳和黑木耳擇洗乾淨，撕成小朵，入沸水中焯透，撈出；苦瓜洗淨，去蒂、瓤，切條；取盤，放入黑木耳、銀耳和苦瓜條，加低鈉鹽和雞精攪拌均勻。

(2)鍋內倒植物油燒至七成熱，放入蔥花、花椒粉、乾紅辣椒段炒香，關火，淋在木耳、銀耳和苦瓜條上拌勻即可。

降糖功效 苦瓜有「植物胰島素」之稱，所含的苦瓜皂苷，不僅有類似胰島素的作用，而且還可刺激胰島素釋放，有非常明顯的降血糖作用；黑木耳的木耳糖有降糖的效果；銀耳的膳食纖維有益於餐後血糖的控制。

❖18蒜香扁豆絲

材料 扁豆150克，蔥花適
量。

調料 花椒粉、蒜末、低鈉
鹽、雞精、植物油各
適量。

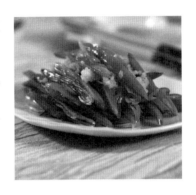

作法

(1)扁豆擇洗乾淨，切絲。

(2)鍋內倒植物油燒至七成熱，放入蔥花、花椒粉炒
香，放入扁豆絲翻炒均勻，加適量清水燒至扁豆
絲熟透，用低鈉鹽、蒜末和雞精調味即可。

降糖功效 扁豆可明顯緩解糖尿病病人餐後高血糖
狀態，減少24小時內血糖波動，降低空
腹血糖，減少胰島素分泌，利於糖尿病
病人的血糖控制。

❖19蕎麥蛋餅

材料 蕎麥麵100克，雞蛋1個，韭菜50克。

調料 低鈉鹽、植物油各適
　　　量。

作法

(1)雞蛋磕入碗內，打散；
　　韭菜擇洗乾淨，切末。

(2)蕎麥麵粉倒入盆中，加
　　雞蛋液、低鈉鹽、韭菜末和適量清水攪成麵糊。

(3)煎鍋置火上，倒入適量植物油，待油燒至五成
　　熱，舀入蕎麥麵糊攤成餅狀，煎至兩面金黃，盛
　　出切塊即可。

降糖功效 蕎麥由於亞油酸含量高，且含有8種植物
　　　　　膽固醇，可有效控制血糖的升高。

❖20黑米麵饅頭

材料 麵粉200克，黑米麵
　　　250克，食用鹼、酵
　　　母粉各適量。

作法

(1)酵母粉用35℃的溫水溶

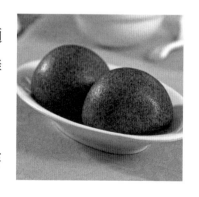

化並調勻；麵粉和黑米麵粉倒入盆中，慢慢地加酵母水和適量清水攪拌均勻，揉成光滑的麵團，醒發。

(2)用鹼加水調成鹼水，倒入麵團中揉勻，將麵團平均分成若干個小麵團，揉成團，醒發30分鐘，放入燒沸的蒸鍋蒸15 - 20分鐘即可。

降糖功效 黑米中含膳食纖維較多，常食可平衡血糖，有益於餐後血糖的控制。

❖21素餡蕎麥蒸餃

材料 蕎麥麵250克，韭菜100克，雞蛋1個，乾蝦仁10克，薑末適量。

調料 低鈉鹽、雞精粉、植物油、香油各適量。

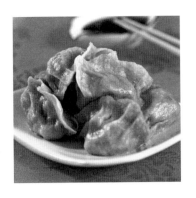

作法

(1)雞蛋入碗內，打散，入鍋用植物油煎成蛋餅，鏟碎；韭菜擇洗乾淨，切末；乾蝦仁用清水泡發，

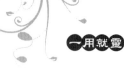

洗淨,切末。

(2)將雞蛋、蝦仁、韭菜、薑末放入盆中,加低鈉鹽、雞精粉、香油拌勻,調成餡。

(3)蕎麥麵粉放入盆內,用溫水和成軟硬適中的麵團,搓條,揪成劑子,擀成餃子皮,包入餡,收邊捏緊,做成餃子生坯,放入燒沸的蒸鍋用中火蒸20分鐘即可。

降糖功效 蕎麥含有「蘆丁」,這種成分可降低人體血糖含量;蝦仁屬低糖鹼性的食物;韭菜的膳食纖維有益於餐後血糖的控制。三者搭配食用,對糖尿病患者十分有益。

❖22玉米粉菠菜粥

材料 玉米粉80克,麵條50克,菠菜100克。

調料 低鈉鹽適量。

作法

(1)菠菜擇洗淨,入沸水鍋中焯透,撈出,瀝乾,切

段。

(2)鍋內加水燒沸，加入玉米粉，再開鍋後下麵條，
　　煮熟後再加菠菜段，用低鈉鹽調味即可。

降糖功效　菠菜葉中含有一種類胰島素樣物質，
　　　　　　其作用與胰島素非常相似，能使血糖保
　　　　　　持穩定；玉米粉富含不飽和脂肪酸和膳
　　　　　　食纖維等，能促進體內血糖的排出。二
　　　　　　者搭配食用，可顯著降低體內的血糖水
　　　　　　準。

❖23生菜紫菜湯

材料　生菜100克，乾紫菜10克，蔥段適量。
調料　花椒粉、低鈉鹽、雞精、植物油各適量。
作法

(1)生菜擇洗乾淨，撕成小片；紫菜洗淨，撕成小
　　片。

(2)鍋內倒植物油燒至七成熱，放入蔥段和花椒粉炒
　　香，倒入適量沸水。

(3)水沸後將生菜片和紫菜片倒入鍋內煮2分鐘，用低

鈉鹽和雞精調味即可。

降糖功效 生菜屬於低糖食物；紫菜含有豐富的紫菜多糖，能顯著降低空腹血糖。二者搭配食用，可保持體內血糖穩定。

❖24蘿蔔蝦米湯

材料 蘿蔔100克，蝦米5克，蔥花適量。

調料 低鈉鹽、雞精、香油、植物油各適量。

作法

(1)蘿蔔洗淨，切絲。

(2)鍋內倒植物油燒至七成熱，放入蔥花炒香，加適量清水燒沸。

(3)放入蘿蔔絲和蝦米煮5分鐘，用低鈉鹽和雞精調味，淋上香油即可。

降糖功效 蝦米屬鹼性低糖食物，而且蝦米中的蝦青素能夠輔助治療高血糖；蘿蔔含有豐富的維生素和膳食纖維，有益於餐後血糖控制。

❖25銀耳南瓜湯

材料 去皮南瓜100克，乾
銀耳、蝦仁、蔥花各
適量。

調料 花椒粉、低鈉鹽、雞
精、植物油各適量。

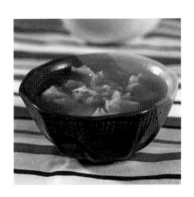

作法

(1)銀耳用清水泡發，擇洗乾淨，撕成小朵；南瓜去
瓤，洗淨，切塊。

(2)鍋內倒植物油燒至七成熱，加蔥花、花椒粉炒
香，放入南瓜塊、銀耳和蝦仁翻炒均勻。

(3)加適量清水煮至南瓜軟爛，用低鈉鹽和雞精調味
即可。

降糖功效 銀耳中所含的膳食纖維，有益於餐後血
糖的控制；南瓜含有大量的果膠，果膠
在腸道內充分吸水後形成一種凝膠狀物
質，可延緩腸道對糖的吸收，降低餐後
血糖。

❖26鮮蝦萵苣湯

材料 萵苣250克，鮮蝦150克，蔥花、薑絲各適量。

調料 低鈉鹽、雞精、植物油各適量。

作法

(1)鮮蝦洗淨，剪去蝦鬚，剪開蝦背，挑去沙線，洗淨；萵苣去皮和老葉，洗淨，切菱形塊。

(2)鍋置火上，倒入適量植物油，待油燒至七成熱，加蔥花、薑絲炒香，放入鮮蝦和萵苣塊翻炒均勻。

(3)加適量清水煮至蝦肉和萵苣熟透，用低鈉鹽和雞精調味即可。

降糖功效 鮮蝦屬低糖食物；萵苣含有較豐富的煙酸，煙酸是胰島素啟動劑，經常食用此湯對防治糖尿病十分有益。

❖27山藥南瓜湯

材料 南瓜250克，山藥50克，蔥花、薑絲各適量。

調料 低鈉鹽、雞精、植物
油各適量。

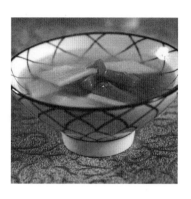

作法

(1)南瓜去皮、瓢，洗淨，
切片；山藥洗淨，去
皮，切片。

(2)鍋內倒植物油燒至六成熱，加蔥花、薑絲炒香，
放入南瓜片和山藥片翻炒均勻。

(3)加適量清水煮至南瓜片和山藥片熟透，用低鈉鹽
和雞精調味即可。

降糖功效 南瓜含有大量的果膠，當南瓜與澱粉類
食物同食時，會提高胃內容物的黏度，
延緩胃的排空，果膠在腸道內充分吸水
後形成一種凝膠狀物質，可延緩腸道對
糖的吸收，降低餐後血糖；山藥能夠抵
抗腎上腺素和葡萄糖引起的血糖升高。

❖28三彩菠菜

材料 菠菜300克，雞蛋2個，水發粉絲100克，水發

蝦米20克，蒜末適
量。

調料 醋、雞精粉、低鈉
鹽、香油、植物油各
適量。

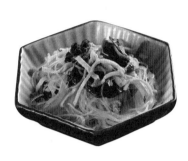

作法

(1)將雞蛋打入碗中，加少許低鈉鹽攪勻。

(2)炒鍋內放入少許油燒熱，把雞蛋液倒入鍋內，轉
動炒鍋，讓雞蛋液在炒鍋內攤開，煎成蛋皮，再
切成絲。

(3)粉絲切成段，與蝦米放入大碗中備用；將菠菜擇
洗乾淨，切成段，在沸水中略焯，撈出馬上用涼
開水過涼，之後擠乾水分，放入盛粉絲的碗裡。

(4)將醋、低鈉鹽、雞精粉、香油、蒜末、蛋皮絲依
次放入碗中，調拌均勻後裝盤即可。

❖29韭菜炒雞蛋

材料 韭菜300克，雞蛋3個。

調料 低鈉鹽、料酒、植物油各適量。

作法

(1)將韭菜擇洗乾淨，瀝乾水分後切成3公分長的段；雞蛋打入碗內，加料酒、低鈉鹽攪打均勻。

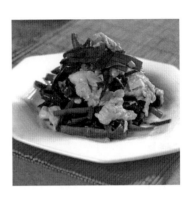

(2)炒鍋置火上，倒植物油燒至五成熱，倒入雞蛋液炒成塊盛出。

(3)鍋內再放植物油燒熱，倒入韭菜段煸炒，待韭菜段斷生，迅速倒入炒好的雞蛋翻炒幾下即可。

降糖功效 雞蛋含有卵磷脂，能使人體膽固醇和脂肪保持懸浮狀態，利於血糖的控制；韭菜含有大量的膳食纖維，且有利於餐後血糖的控制。

❖30山楂薏米燕麥粥

材料 山楂25克，薏米、小紅豆各20克，燕麥片15克，米50克。

作法

(1)將薏米、小紅豆分別洗淨，用清水浸泡4小時。

(2)將泡好的薏米與小紅豆一塊放入鍋裡加適量水，大約煮30分鐘至薏米與小紅豆七八成熟。

(3)加入米、山楂，先用大火煮沸，然後用小火熬煮。

(4)待薏米、山楂、小紅豆、米熟軟，加入燕麥片，再煮15分鐘即可。

降糖功效 山楂具有擴張血管、改善微循環、降低血壓、促進膽固醇排泄而降低血糖的功效；薏米有健脾祛濕、降脂降壓和減肥作用；小紅豆清熱利水、消腫降壓；燕麥具有降膽固醇和降血脂的作用。本品適宜於高血壓、高血脂、高血糖、動脈硬化等症。

❖31首烏燉肝片

材料 鮮豬肝500克，何首烏50克，蔥段、蒜末、薑絲各適量。

調料 低鈉鹽、料酒各適量。

作法

(1)將何首烏洗淨切片，放
入砂鍋內，加水500CC，
用小火熬成湯汁備用。

(2)將豬肝洗淨，入沸水略

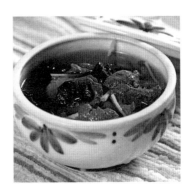

焯後撈出，下入熬好的

湯汁中，加入蔥段、薑絲、蒜末、低鈉鹽、料
酒，小火燉20分鐘即可。

降糖功效　首烏甘澀微溫，有降低血糖的功效；
豬肝除含有豐富的蛋白質之外，還含有
豐富的維生素A、維生素B_2。二者搭配
食用，在控制血糖的同時，還能增加營
養。

❖32百合山藥豬胰湯

材料　乾百合20克，山藥50
克，豬胰150克。

調料　低鈉鹽適量。

作法

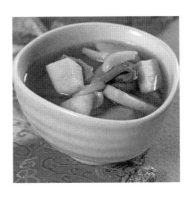

(1)豬胰反覆揉搓，洗淨血污，切成片；山藥洗淨，去皮，切成塊；百合洗淨，用清水泡發透。

(2)砂鍋洗淨，放入切好的豬胰、山藥、百合，加適量水，大火煮沸後，再轉小火熬40分鐘。

(3)將湯汁潷出，加少許低鈉鹽調味後飲用，也可就菜料一起食用。

降糖功效　百合中含有秋水仙鹼等多種生物鹼，有益於血糖的控制；豬胰能增強胰臟功能，促進胰島素分泌；山藥含有薯蕷皂苷、多巴胺、低鈉鹽酸山藥苷、多種氨基酸等物質，能抵抗腎上腺素和葡萄糖引起的血糖升高。

❖33冬瓜番茄湯

材料　冬瓜250克，番茄150克，蔥花各適量。

調料　雞精粉、低鈉鹽各適量。

作法

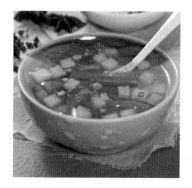

(1)冬瓜洗淨，去皮、瓤，切成方塊；番茄洗淨，切片備用。

(2)砂鍋置火上，放入適量清水和冬瓜塊煮沸，將熟時將切好的番茄片放入煮熟，加入雞精粉、蔥花、低鈉鹽調味即可。

降糖功效 番茄中含有果酸、蘋果酸，能有效降低體內血糖。與冬瓜搭配煮湯，可顯著增加降糖效果。

❖34玉米鬚湯

材料 玉米鬚15克，小紅豆、生地黃各30克，蔥花適量。

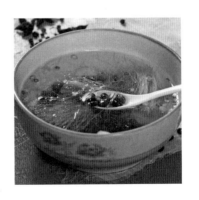

調料 低鈉鹽適量。

作法

(1)將小紅豆、玉米鬚、生地黃分別洗淨。

(2)砂鍋置火上，倒入適量水煮沸，加入玉米鬚、小紅豆、生地黃大火煮沸再轉小火煮至小紅豆開

花，加入蔥花、低鈉鹽調味即可。

降糖功效 玉米鬚能增加血中凝血酶和加速血液凝固等作用，能有效控制血糖平衡。

四、降血糖特效穴位按摩

1 按揉胰俞穴

【位置】在背部，當第8胸椎棘突下，左右兩橫指寬處。

【按摩方法】雙手握拳，用中指的掌指關節突起點於胰俞穴，順時針按揉約2分鐘，以局部痠脹感為準。

【功效】此穴具有增強胰腺功能的作用，經常按摩可促進胰腺分泌胰島素，抑制血糖升高，對糖尿病和急、慢性胰腺炎有很好的緩解效果。

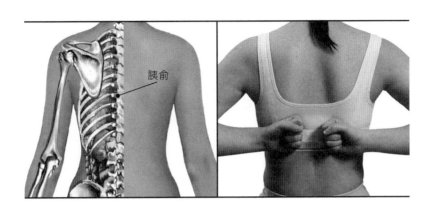

胰俞

2 按揉脾俞穴

【位置】第11胸椎棘突下，左右2橫指寬處。

【按摩方法】取坐位或立位，雙手中指分別按於兩側脾俞穴（拇指附著在肋骨上），用力按揉30～50次；或握拳用食指掌指關節突按揉穴位；或握空拳揉擦穴位30～50次，擦至局部有熱感為佳。

【功效】經常按揉可增強脾臟的功能，促進消化吸收，減少血中血糖的數值，糖尿病患者可經常進行按揉。

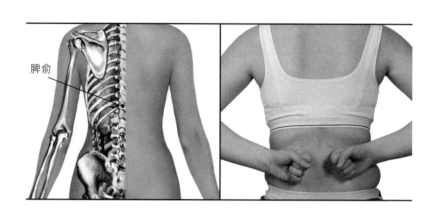

脾俞

3 點按足三里

【位置】脛骨外側，當膝眼下方約4橫指寬處。

【按摩方法】取坐位，用雙手的拇指尖分別按於兩側足三里穴，徐徐用力，持續1分鐘。

【功效】此穴具有促進胃腸消化與吸收、促進糖原

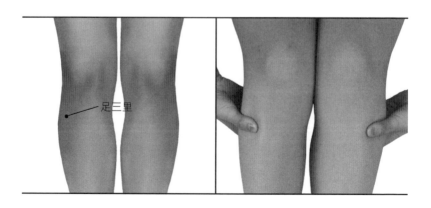

足三里

代謝、增強體質等作用，經常按摩可降低血糖的數值。

4 按揉胃俞穴

【**位置**】第12胸椎棘突下，左右兩橫指寬處。

【**按摩方法**】取坐位或立位，雙手中指分別按於兩側胃俞穴，用力按揉30～50次；或握拳用食指掌指關節突按揉穴位；或握空拳揉擦穴位30～50次，擦至局部有熱感效佳。

【**功效**】經常按摩此穴可增強胃的功能，促進食物的消化與排泄，對高血糖具有很好的控制作用。

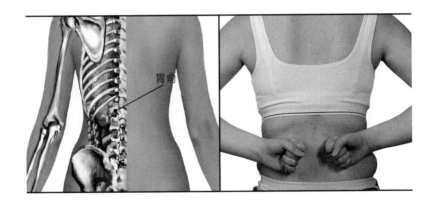

5 按揉中脘穴

【位置】胸骨下端和肚臍連接線中點處。

【按摩方法】取坐位或仰臥位,用食指或中指向下按壓中脘穴半分鐘,然後順時針方向按揉約2分鐘,以局部有痠脹感為佳。

【功效】經常按摩此穴可促進三焦的氣血交換,促進機體消耗能量,並幫助消耗體內多餘的血糖,具有明顯的降血糖作用。

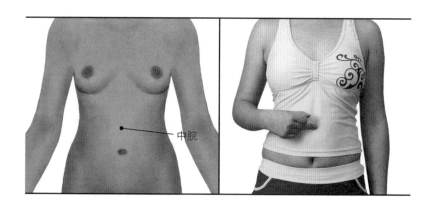

中脘

6 按揉氣海穴

【位置】肚臍下約2橫指寬處。

【**按摩方法**】中指指端放於氣海穴，順時針方向按揉2分鐘，揉至發熱時療效佳。

【**功效**】經常按摩此穴可促進腸道蠕動，促進排便，從而有利於血糖的代謝。

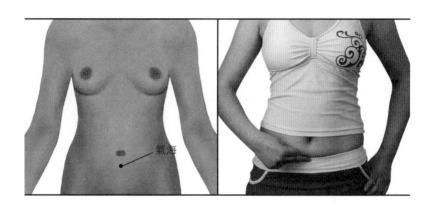

氣海

7 按揉腎俞穴

【**位置**】腰部，第2腰椎下旁開2橫指寬處，左右各一穴。

【**按摩方法**】取坐位或立位，雙手中指按於兩側腎俞穴，用力按揉30～50次；或握空拳揉擦穴位30～50次，擦至局部有熱感為佳。

【**功效**】經常按摩此穴可改善糖尿病所致的腰痠腿

痛、腰肌勞損、腰椎間盤突出症、下肢腫脹、全身
疲勞、月經不調等。

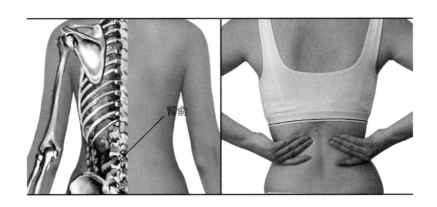

8 按揉曲池穴

【位置】屈曲肘關節，在肘橫紋的外側頭。

【按摩方法】按摩者左手托住被按摩者手臂，用右
手拇指順時針方向按揉曲池穴2分鐘，然後逆時針方
向按揉2分鐘，左右手交替，以局部感到痠脹為佳。

【功效】此穴可顯著增加血小板的數量，可增強白
細胞的吞噬功能，對糖尿病所致的感染具有很好的
防治效果。

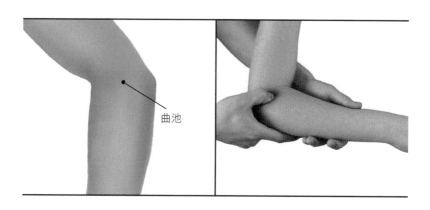

曲池

9 點揉太溪穴

【位置】內踝正後方凹陷中。

【按摩方法】按摩者用手握住被按摩者踝部，用拇指點壓太溪穴約1分鐘，然後順時針方向按揉1分鐘，逆時針方向按揉1分鐘，以局部有痠脹感為佳。

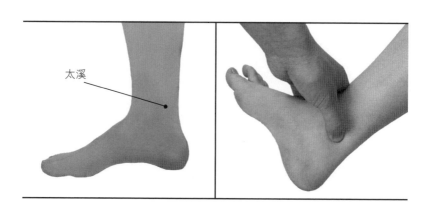

太溪

【功效】按摩太溪穴在補腎陰的同時也能補肺陰，可改善糖尿病所致的併發症，如高血壓、失眠、月經不調、遺精、陽痿、小便頻數等。

10 按揉魚際穴

【位置】掌心向上，在大魚際肌肉最豐厚處。

【按摩方法】用一手拇指按於另一手大魚際穴，順時針方向按揉2分鐘，以痠脹感向上竄為最佳效果。

【功效】按摩魚際穴可以滋陰降火，以降肺上的燥熱，改善糖尿病所致的煩渴症狀。

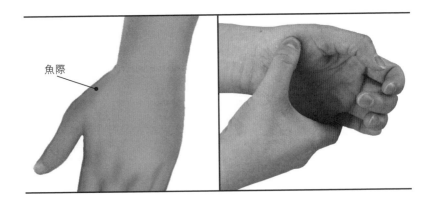

魚際

11 按揉太沖穴

【**位置**】腳背面，第1、2腳趾根部結合處後方的凹陷處。

【**按摩方法**】取坐位，用大拇指或食指點按太沖穴半分鐘，再順時針方向按揉2分鐘，以局部感到痠脹為佳。

【**功效**】當出現低血糖時，可按揉肝經上的太沖穴，可改善心跳快、心慌、頭脹痛、頭暈等症。

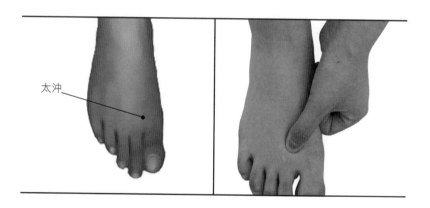

太沖

12 按揉大椎穴

【**位置**】頸椎根部，第7頸椎下緣，鼓起最明顯骨頭

的下緣。

【按摩方法】被按摩者取坐位、低頭，按摩者站於其身後，用大拇指順時針方向按揉大椎穴約2分鐘，然後逆時針按揉約2分鐘，以局部感到痠脹為佳。

【功效】大椎為督脈要穴，具統攝諸陽、調節人體陰陽氣血的作用，因此經常按摩可調整陰陽氣血平衡，達到平衡血糖的作用。

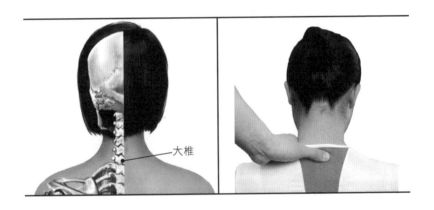

大椎

13 按揉三焦俞

【位置】腰部，第1腰椎棘突下旁開2橫指寬處，左右各一穴。

【按摩方法】被按摩者俯臥，按摩者用兩手大拇指

順時針方向按揉三焦俞約2分鐘，然後逆時針方向按揉約2分鐘，以局部有痠脹感為佳。

【功效】經常按摩此穴可調節全身水液代謝，對改善糖尿病併發腎臟疾病所致的全身水腫、尿頻、尿急、尿瀦留、腰痛等症有很好的效果。

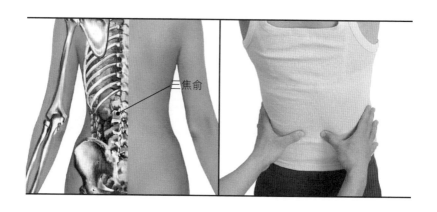

14 按揉膈俞穴

【位置】在背部，第7胸椎棘突下旁開2橫指，平肩胛下角。

【按摩方法】被按摩者俯臥位，按摩者用兩手拇指順時針方向按揉雙側膈俞穴約2分鐘，然後逆時針方向按揉約2分鐘，以局部按壓有痠脹感為宜。

【**功效**】膈俞為膀胱經的要穴，具有理氣寬胸，活血通脈的作用，經常按摩可調節人體的水液代謝，對改善糖尿病所致的煩渴症狀十分有效。

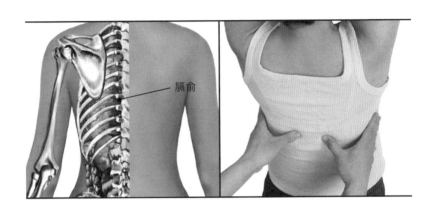

膈俞

15 點揉膽俞穴

【**位置**】肩胛骨內側，第7胸椎下旁開2橫指。

【**按摩方法**】取坐位或立位，兩手握拳，用4指掌指關節突起部點揉膽俞穴約2分鐘，以局部有痠脹感為佳。

【**功效**】經常按摩膽俞穴可增強膽腑的功能，由於膽腑釋放膽汁，有助於消化脂肪和碳水化合物，因此能夠調節體內的血糖水準。

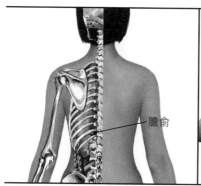
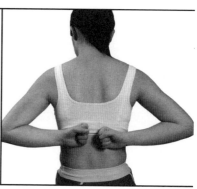

膽俞

16 按揉巨闕穴

【位置】位於腹部，左右肋弓相交之處，再向下約2橫指寬處。

【按摩方法】被按摩者仰臥，按摩者用食指或中指按壓巨闕穴約半分鐘，然後順時針方向按摩約2分鐘，以局部感到痠脹並向整個腹部放散為佳。

【功效】經常按摩巨闕，可以加強胰臟功能，增強其分泌胰島素的能力，從而改善體內的血糖水準。

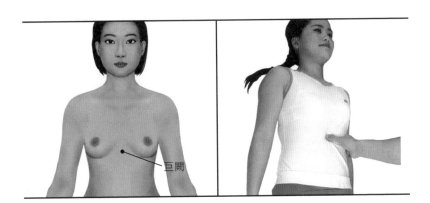

巨闕

17 點按太淵穴

【位置】腕橫紋上，橈動脈搏動處。

【按摩方法】按摩者用左手托住被按摩者前臂，用右手拇指或食指點按被按摩者太淵穴約2分鐘，感覺痠脹為止，左右手交替進行。

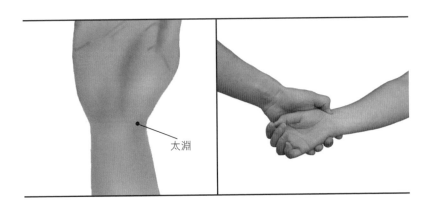

太淵

【功效】此穴是手太陰肺經的原穴，具有補益肺氣、通調血脈的作用，經常按摩可改善糖尿病所導致的下肢瘀阻、煩渴、失眠等症。

18 掐揉尺澤穴

【位置】微屈曲肘關節，當肘橫紋上，肱二頭肌外側緣凹陷處。

【按摩方法】取坐位，手臂半屈，用對側拇指指尖掐按尺澤穴1分鐘，再順時針方向揉按2分鐘，以局部有痠脹感為準。

【功效】尺澤為肺經合穴，具有清泄肺熱的作用，經常按摩此穴對燥熱偏盛所致的糖尿病十分有效。

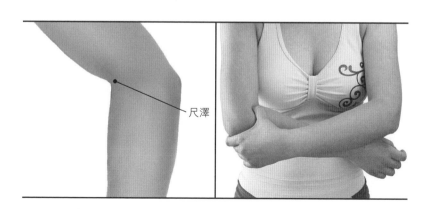

尺澤

19 按揉地機穴

【位置】在小腿內側，當內踝尖與陰陵泉的連線上，陰陵泉下3寸。

【按摩方法】將雙手拇指指端分別按於同側地機穴上，由輕到重，每穴按揉2分鐘，然後用力按住穴位不動，持續半分鐘。

【功效】經常按摩可改善糖尿病併發腎病所致的水腫、小便不利等症，並有止痛的作用，還能改善糖尿病病足所致的疼痛。

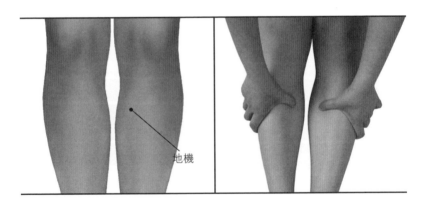

地機

20 推揉勞宮穴

【位置】手握拳時，中指指尖下即是。

【按摩方法】用一手拇指按於勞宮穴，前後、左右方向各推揉勞宮穴2分鐘，左右手交替，以局部有痠脹感為佳。

【功效】經常按摩可促進手部血液循環，調節新陳代謝，增強手部關節肌肉的靈活性和彈性，防止糖尿病併發神經病變，同時還能改善因低血糖所致的昏迷、頭痛等症。

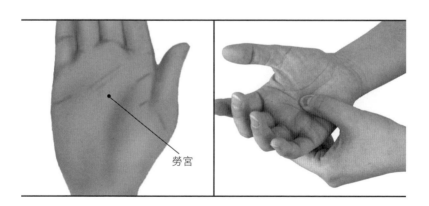

勞宮

21 按揉商丘穴

【位置】內踝前下緣凹陷中。

【按摩方法】取坐位，拇指按於商丘穴（其餘四指附於足背），順時針方向按揉約2分鐘，以局部有痠脹感為準。

【功效】商丘穴對應足底反射區中的下身淋巴反射區，經常按摩可消除各種炎症，對糖尿病所致的感染十分有效。

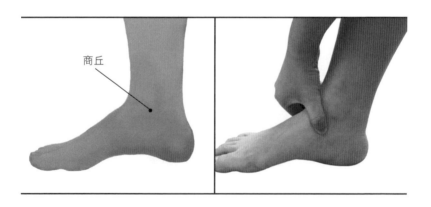

商丘

22 點揉陽池穴

【位置】腕背橫紋上，背伸腕關節時手背緊張的肌

腱外側緣。

【**按摩方法**】按摩者一手托住被按摩者手，用另一手食指點按陽池穴半分鐘，隨即按順時針方向按揉約1分鐘，然後逆時針方向按揉約1分鐘，以局部感到痠脹為佳。

【**功效**】經常按摩此穴可改善糖尿病所致的肢體麻木和關節活動受限等症。

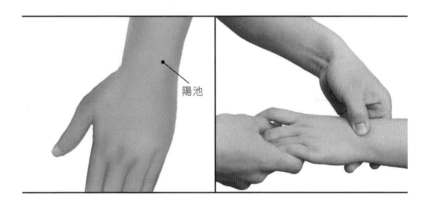

陽池

23 點揉照海穴

【**位置**】踝關節內側骨頭突起的下緣凹陷中。

【**按摩方法**】按摩者用手握住被按摩者踝部，用拇指點壓照海穴約1分鐘，然後順時針方向揉1分鐘，

逆時針方向揉1分鐘，以局部有痠脹感為佳。

【功效】經常按摩此穴可改善糖尿病所致的下肢神經病變、咽喉乾燥、失眠、嗜臥、驚恐不寧、月經不調、陰癢、小便頻數等症。

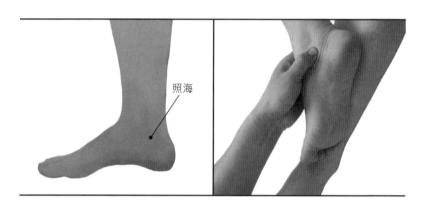

照海

24 按揉肺俞穴

【位置】肩胛骨內側，第3胸椎下旁開2橫指。

【按摩方法】取坐位，先用左手掌根搭於右側肩井穴，中指指尖按定右肺俞穴，按揉2分鐘，然後換右手照上法按揉左肺俞穴，揉至局部發熱為準。

【功效】經常按摩此穴可改善糖尿病所致的多飲、煩渴症狀。

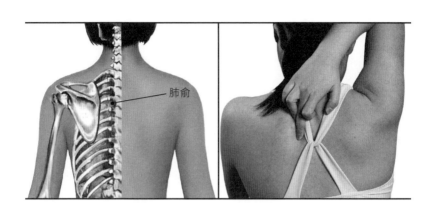

肺俞

25 點按關元穴

【**位置**】從肚臍到恥骨上方畫一線，將此線5等分，從肚臍往下3／5處取穴。

【**按摩方法**】被按摩者仰臥，按摩者站於一旁，用拇指點按關元穴1分鐘，以局部有痠脹感為宜。

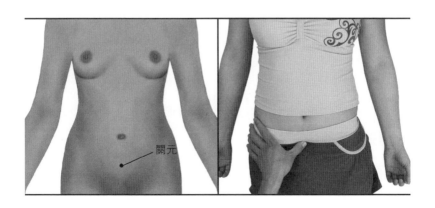

關元

【功效】經常按摩此穴可改善糖尿病所致的性欲減弱、低血壓、四肢不溫、神經衰弱、失眠症、遺尿、尿頻、月經不調、遺精、陽痿等症狀。

26 按揉三陰交

【位置】小腿內側，內踝尖直上4橫指，脛骨後緣處。

【按摩方法】被按摩者仰臥，按摩者用拇指順時針按揉三陰交2分鐘，然後逆時針按揉2分鐘。

【功效】經常按摩可改善糖尿病所致的失眠、心悸、心慌、高血壓、月經不調、性欲淡漠、遺精等症狀。

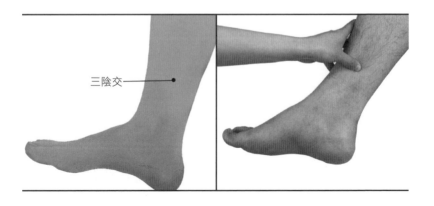

三陰交

27 按揉天樞穴

【位置】肚臍兩側約3橫指寬處。

【按摩方法】被按摩者仰臥，按摩者用拇指或中指按壓天樞穴約半分鐘，然後順時針方向按摩約2分鐘，以局部感到痠脹為佳。

【功效】天樞屬足陽明胃經，具有調理胃腸、消炎止瀉、通利大便的作用，經常按摩可促進腸胃蠕動，促進排便，從而幫助人體排出體內多餘的廢物，這對穩定血糖具有重要意義。

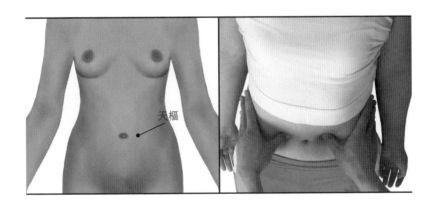

天樞

28 按揉天宗穴

【**位置**】兩手食指、中指、無名指、小指搭在被按摩者肩膀上，拇指自然向下，拇指指端所指部位。

【**按摩方法**】被按摩者坐位或俯臥，按摩者兩手拇指先順時針方向輕輕按揉天宗穴1分鐘，然後逆時針方向按揉1分鐘。

【**功效**】經常按摩天宗穴可防止糖尿病併發腦血管意外。

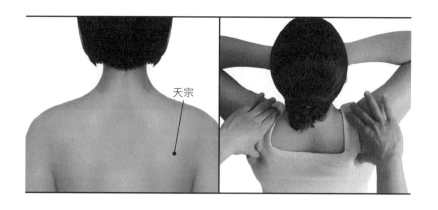

天宗

29 按揉豐隆穴

【**位置**】在小腿前外側，當外踝尖上8寸，距脛骨前

緣2橫指。

【**按摩方法**】取坐位，用雙手拇指指腹按揉兩側豐隆穴2分鐘，以痠脹感為準。

【**功效**】本穴為胃經的重要穴位，經常按摩可促進脂質和糖分代謝，對糖尿病具有良好的治療效果。

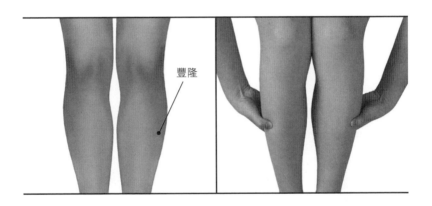

豐隆

30 掐揉光明穴

【**位置**】外踝上5寸，小腿外側腓骨前緣。

【**按摩方法**】仰靠將腿伸直，分別置於兩側光明穴處，先掐揉2分鐘，再點按半分鐘，以局部有痠脹感為準。

【**功效**】經常按摩此穴可改善糖尿病所致的眼部疾

病，如視力下降、模糊、弱視、白內障等症。

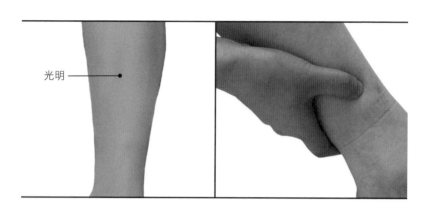

光明

31 按揉心俞穴

【位置】肩胛骨內側，第5胸椎下旁開2橫指寬處。

【按摩方法】取坐位，用中指指腹按於心俞穴，順時針方向按揉2分鐘，左右手交替，以局部產生痠脹感為佳。

【功效】經常按摩此穴可改善糖尿病所致的心慌、心悸氣短、失眠、健忘、盜汗等症。

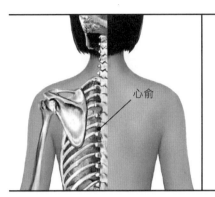
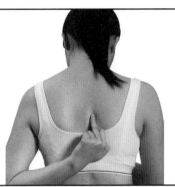

心俞

32 按揉中極穴

【位置】把肚臍和恥骨聯合連線5等分，恥骨聯合上1等分處。

【按摩方法】被按摩者仰臥，按摩者用拇指或中指按壓中極穴約1分鐘，然後順時針方向按揉1分鐘，

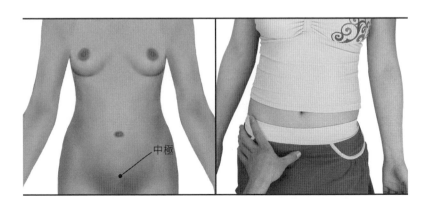

中極

再逆時針按揉1分鐘，以局部有痠脹感為宜。

【功效】經常按摩此穴可改善糖尿病併發腎病所致的尿瀦留。

Notes

....

....

....

....

....

....

....

....

....

....

....

....

Notes

....

....

....

....

....

....

....

....

....

....

....

....

Notes

....

....

....

....

....

....

....

....

....

....

....

....

Notes

Notes

Notes

....

....

....

....

....

....

....

....

....

....

....

....

國家圖書館出版品預行編目資料

一用就靈：高血壓、高血脂、高血糖三高特效
療法／孫呈祥編著. -- 初版. --
臺北市：華志文化，2018.09
　　面；　　公分. --（醫學健康館；16）

ISBN 978-986-96357-4-5(平裝)

1.高血壓　2.高三酸甘油脂血症　3.糖尿病
4.保健常識

415.382　　　　　　　　　　　　107012532

日K　華志文化事業有限公司

系列／醫學健康館 1 6

書名／一用就靈高血壓、高血脂、高血糖三高特效療法

作　　者　孫呈祥醫師

執行編輯　簡煜哲

美術編輯　楊雅婷

封面設計　王志強

文字校對　陳欣欣

社　　長　楊凱翔

出版者　華志文化事業有限公司

電子信箱　huachihbook@yahoo.com.tw

地　　址　116台北市文山區興隆路四段九十六巷三弄六號四樓

電　　話　0937075060

總經銷商　旭昇圖書有限公司

地　　址　235 新北市中和區中山路二段三五二號二樓

電　　話　02-22451480

傳　　真　02-22451479

郵政劃撥　戶名：旭昇圖書有限公司（帳號：12935041）

出版日期　西元二〇一八年十月初版第一刷

書　　號　C216

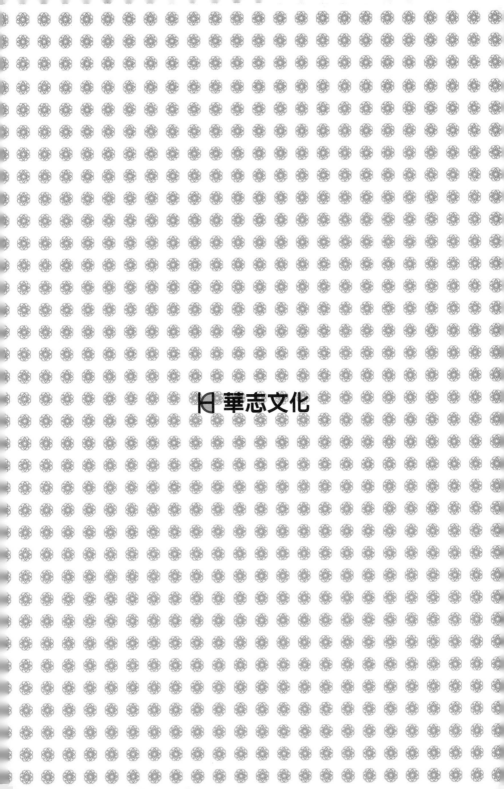
華志文化

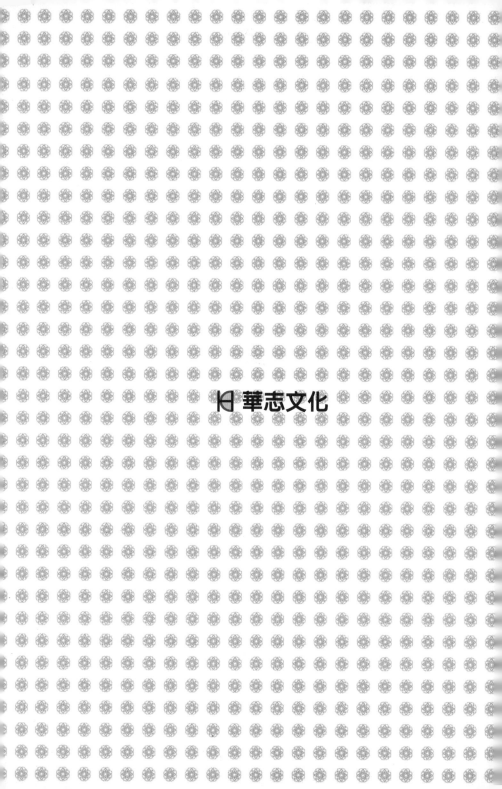
華志文化